やさしく寄り添い
心を立て直す

がん患者さんと
家族のための診療室

女性のがん
心のケア

埼玉医科大学精神科教授
埼玉医科大学国際医療センター精神腫瘍科診療部長
大西秀樹

はじめに

高度な医療の進歩によって、「がん」は特別な病気ではなくなりました。それでも今まで根付いた印象が薄れることはなく、医師から告知を受ければ、だれもが強い衝撃を受けることでしょう。

がん患者の心のケアを専門とする精神腫瘍科の医師として私は、多くの患者さんとの出会いを重ねてきました。告知を受けてショックから立ち直れないでいる方、手術や化学療法に不安を感じている方、薬の副作用に悩む方、子どものことや家族、仕事……。

「がん」という病気の症状だけでなく、精神疾患で苦しむがん患者さんがなんと多いことでしょう。メンタルケアの重要性を強く感じています。

患者さんが抱える悩みや苦しみは千差万別で、尽きることがありません。人生を根本から変えてしまうような苦悩をもつ人も少なくありません。そのような方々と向き合い、悩みや苦しみをひとつひとつ解消し、生活レベルが上がるように取り組んできました。もちろん、「がん」という難敵を相手に思い通りにいかないこともたびたびありました。

本書はそんな精神腫瘍科の診察を通して、私が経験したことを記した前著『女性のがん 心のケア』の増補改訂版です。がん治療のさまざまなケース、受け方にふれながら、女性のがん患者さんやそのご家族をとりまく不安や苦しみ、問題解決や対処策などをわかりやすくまとめました。

深い悩みを持つ私の患者さんやそのご家族の方々は、私にとっては医療の師です。本書は、そんな方々との「共作」といってもいいでしょう。

新しい患者さんにとって本書が、悲しみを乗り越え、「希望」を見出す役に立つことを願っています。

大西秀樹

がん患者さんと家族のための診療室
女性のがん　心のケア　目次

はじめに …… 2

第1章
がん患者が抱える心の重さと身体に与える影響 …… 11

01
「告知」から始まる精神腫瘍科のサポート …… 12
心の立て直しは治療のためにも必要 …… 12

02
「心を救う」診療精神腫瘍科の広がり …… 14
日本のがん医療が抱えていた問題点 …… 14
がん患者さんの「心の病」に向き合う医療へ …… 16

03
抗がん剤の副作用よりももっとつらい心の痛み …… 18
心の苦しみはがんの半身である …… 18

04
外来を訪れる患者さんの心の悩みとは …… 20
言葉にできない思いや悲しみを緩和 …… 20
ご家族は「第二の患者」 …… 22
増えている「がん・がん介護」 …… 23

05
適切な診断と治療によって気持ちは立て直せる …… 24
心の疾患「適応障害」「うつ病」「せん妄」 …… 24
症状を見極める専門の精神科医は欠かせない存在 …… 25

06
精神状態ががんの治療を左右する …… 26
心の病が最適な治療を妨げる …… 26
心の立て直しによって、適切な治療が可能 … 27

07
判断しにくい「心の病」はちょっとした気づきが大切 …… 28
「もしかしてうつ？」そんな気づきを見過ごさない …… 28

08
がんとの共存で生存率が上昇 …… 30
苦しみを乗り越え、治療と前向きにつき合う …… 30

COLUMN 1
代替医療に頼る患者さんの心理 …… 32

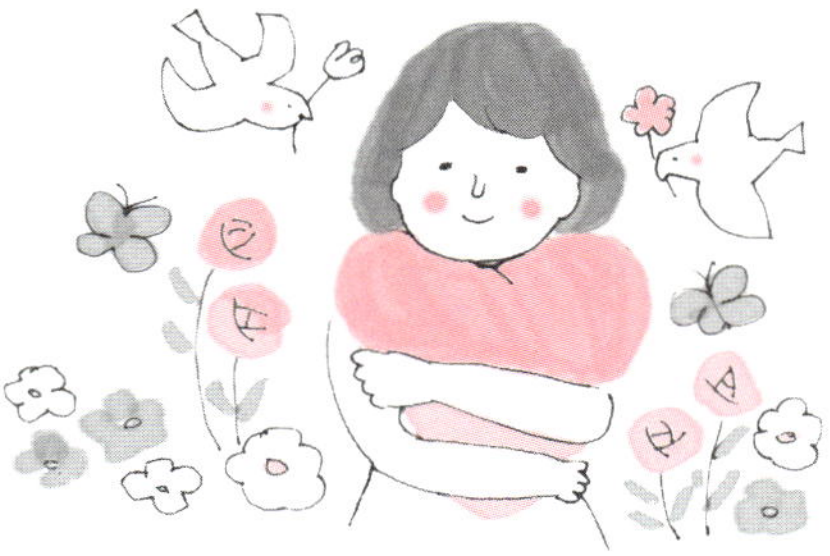

第2章 心のプロセスと心的外傷後成長

第2章 心のプロセスと心的外傷後成長 …… 33

09 がん患者さんがたどる3つの心のプロセス …… 34
心の変化には決まったパターンがある …… 34
第1段階 衝撃と絶望の時期 …… 36
第2段階 抑うつ、心身の異変に気づく時期 …… 37
第3段階「再適応」「立ち直り」の時期 …… 38
心のプロセスは繰り返される …… 38
精神腫瘍科における「立ち直り」とは? …… 40

10 心的外傷後成長によって人としての成長を遂げる …… 42
病気になったくらいで「私は不幸ではない」 …… 42
身体は弱っても、心は希望を持てる強さがある …… 44

COLUMN 2 再発がん患者 集団精神療法の誕生 …… 46

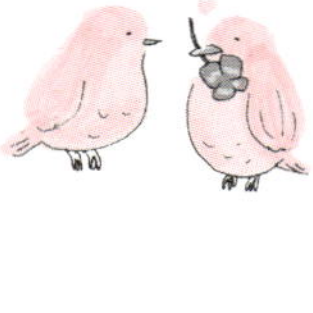

第3章 求められている心のケア 精神腫瘍科外来から

第3章 求められている心のケア 精神腫瘍科外来から …… 47

CASE 1 患者さんの本当の痛みとは …… 48
鎮痛薬の効かない激しい痛み …… 48
患者さんの本当の痛みとは …… 50

CASE 2
夫の深い思いが
認知症の妻を変えた …… 51
「どこのどなたかわかりませんが……」 …… 51
認知症の妻と50年目の結婚式 …… 52
本物のケアはみんなを幸せにする …… 54

CASE 3
息子の誕生日が
私の命日にならないように …… 55
精神医学で病気に向き合う …… 55
子どもを思う母親の姿 …… 57

CASE 4
患者さんの心を救う
本物の「心のケア」とは …… 59
真摯な看護で
患者さんの精神状態を安定へ導く …… 59
どんなことをするのが心のケア？ …… 60

COLUMN 3 心のケアって何？ …… 62

第4章
心と身体の症状
適応障害、
うつ病、せん妄 …… 63

11 心の3大疾患と身体の症状 …… 64
2週間以上続く心の病には治療が必要 …… 64

12 適応障害の症状と治療法 …… 66
適応障害とは …… 66
適応障害という診断 …… 67
治療方針の決定とその後の経過 …… 68
「支持的精神療法」とは？ …… 69
治療で気を付けていること …… 70

13 うつ病の症状と治療法 …… 71
うつ病とはどんな心の病気? …… 71
うつ病の検査と診断 …… 72
「うつ病」の診断基準 DSM-5（米国精神医学会基準） …… 74
うつ病の治療に有効な薬物治療 …… 76

14 「安静」と歪んだ認知を正す「認知療法」 …… 78
服薬と同じ働きをする心のケア …… 78

CASE 5 うつ病の治療で生活の質が上がる …… 80
がんの進行に隠れていたうつ病の症状 …… 80
ベッドから起き上がれるほど回復 …… 82
経過はあせらず安静を保つことが大切 …… 83

CASE 6 「うつ病」の診断とその経過 …… 84

CASE 7 患者さんの「否認」ケア …… 86

CASE 8 患者さんの怒りのケア …… 88

15 終末期になりやすい「せん妄」とは …… 90
「せん妄」の主な症状 …… 90
「せん妄」をきたしやすい原因 …… 92
せん妄の検査と診断 …… 93
せん妄の分類 …… 94
認知症とせん妄の鑑別診断 …… 95
治療に効果的な「環境調整」について …… 96
環境の整え方 …… 98
せん妄患者と家族のケア …… 98

CASE 9 子宮頸がんの患者さんと、せん妄の症状 …… 100

COLUMN 4 似ているようでまったく異なる「せん妄」と「認知症」 …… 102

第5章 精神腫瘍科で行われている心のケアとは

第5章 精神腫瘍科で行われている心のケアとは …… 103
16 がん患者の心に向き合う精神腫瘍科の診察室 …… 104
外来での初診と再診 …… 104
患者さんとは友だちのような関係 …… 105
17 心の問題は、本当にがんに影響を与えるのだろうか …… 108
がん患者さんが直面する心の問題 …… 108
がん患者さんの悩みは病気のことだけではない …… 110
ストレスががんを招くの？ …… 111

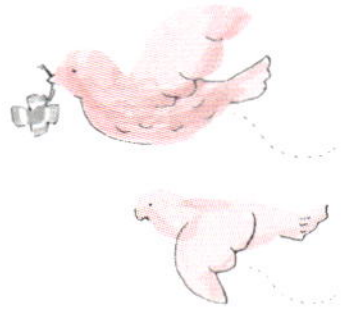

18 希望の光を探りあてるためにできること …… 113
がん患者さんの喪失体験 …… 113
「語る」と「聴く」に働く大きな力 …… 114
支持的精神療法から薬物療法へ …… 116
転移を恐れず、充実した生活を …… 117
19 「希望の光」を灯し続けるためにできること …… 118
検査結果を待つ患者さんの心 …… 118
「生の希望」を絶やさないで …… 120
20 大きく改善された化学療法の精神症状への影響と対処 …… 122
化学療法の副作用には個人差がある …… 122
化学療法を受ける際の精神症状 …… 123

化学療法終了後のサポート……125
CASE 10
すい臓がん患者さんが化学療法を受けた際の精神症状……126
CASE 11
乳がん患者さんが化学療法を受けた際の精神症状……128
CASE 12
胃がん患者さんが化学療法を受けた際の精神症状……130
21
心の持ち方で変化する痛みと症状……132
生活の質を低下させる痛みとうつ……132
「痛み」と「うつ」は表裏一体……133
早期からの緩和ケア……134
がんの痛みはがまんせずに緩和する……136
有効に使いたいモルヒネの効果……138
「痛み」はその人の生き方によって変わる……140
22
周囲からの言葉かけと有用なサポートとは？……142
相手の痛みにどう向き合えばいいのか……142
希望とは与えられた生を生き抜くこと……143

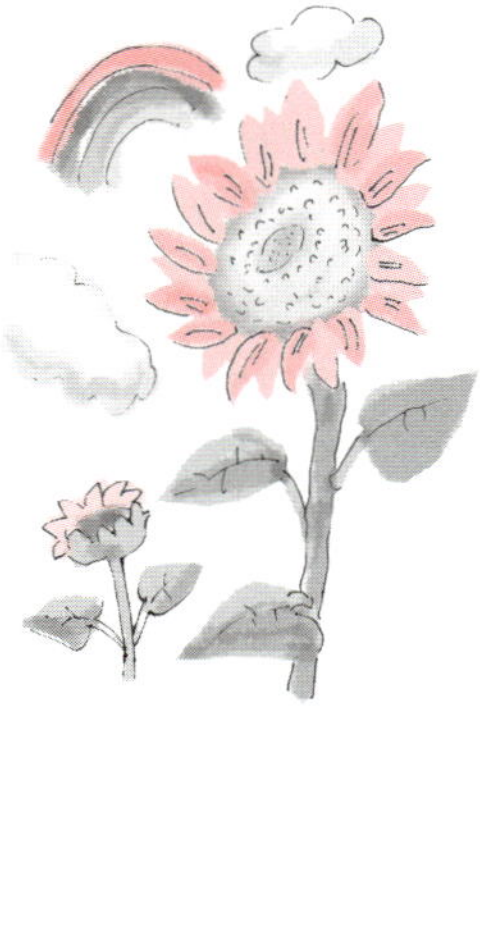

第1章

がん患者が抱える心の重さと身体に与える影響

がんは身体だけではなく、
心にも影響を与えます。
そんな心に焦点をあてて、ケアの必要性や
病気との向き合い方を考えてみましょう。

01

「告知」から始まる精神腫瘍科のサポート

心の立て直しは治療のためにも必要

シャットダウン――。

「乳がん」と告知を受けた患者さんの、その瞬間の思いです。驚きやとまどいを超え、プツンッと閉じられるパソコンのように、すべての終わりを連想したのでしょう。

医療の場では現在、ほかの病気と同じように、がんの告知が行われています。患者さんにとっては心の準備をする間もなく、驚きのあまり「なぜ、私が?」「死ぬかもしれない」などと途方にくれてしまうこともあります。また、仕事や家庭のことを考え、日常生活や治療に大きな支障をきたす人も少なくありません。

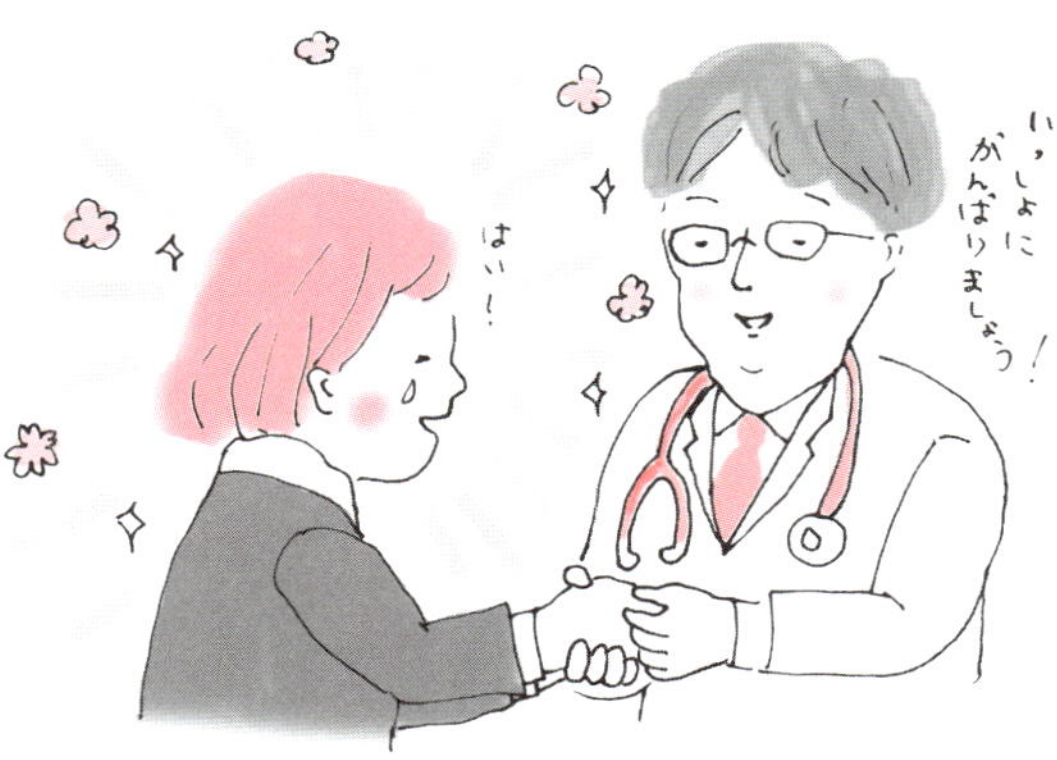

それをしっかり専門的にサポートして、どのようにしたら患者さんの足元がちゃんと地に着くようになるかを共に考え、心の立て直しを図り、適切な治療と向き合えるようにするのが「精神腫瘍科（サイコオンコロジー）」の役目です。

現在、がんは、早期発見を目指す検査やチーム医療などによって、治療の多様化と専門化が高度に進められています。がんを「生活習慣病の一慢性疾患」と、とらえる考え方が広まり、治療による負担や痛みのケアが大幅に改善されています。

しかし、その一方で、がん患者数は減少するどころか、急速に増加しています。

女性の場合は乳がんの発病率が高く、数年前までは30人に1人といわれていた乳がん患者も、現在では11人に1人と驚異的なスピードで増え続けています。がん患者の増加によって、がんは特別な病気ではなくなってきているのです。

02

「心を救う」診療　精神腫瘍科の広がり

日本のがん医療が抱えていた問題点

「早朝から外来で待機して、名前が呼ばれたのは夕方の5時過ぎ……」

乳がんの患者さんからそんな体験を聞かされたことがあります。あまりの待ち時間の長さに、通院をあきらめてしまったそうです。

〝3分間診察〟という言葉がある日本の医療制度の中では、そんな混雑ぶりもあり得ないことではありません。がん診療連携拠点病院となるような大型施設では、日本中どこへ行っても患者さんがあふれている現実があります。

医師や看護師たちもパソコンでカルテを診ながら休憩をとり、十分に休む間もなくまた仕事、というのが現状でしょう。これは高速道路の渋滞のどまん中で、医療者と患者が立

がん診療連携拠点病院において、精神科常勤医のいる割合

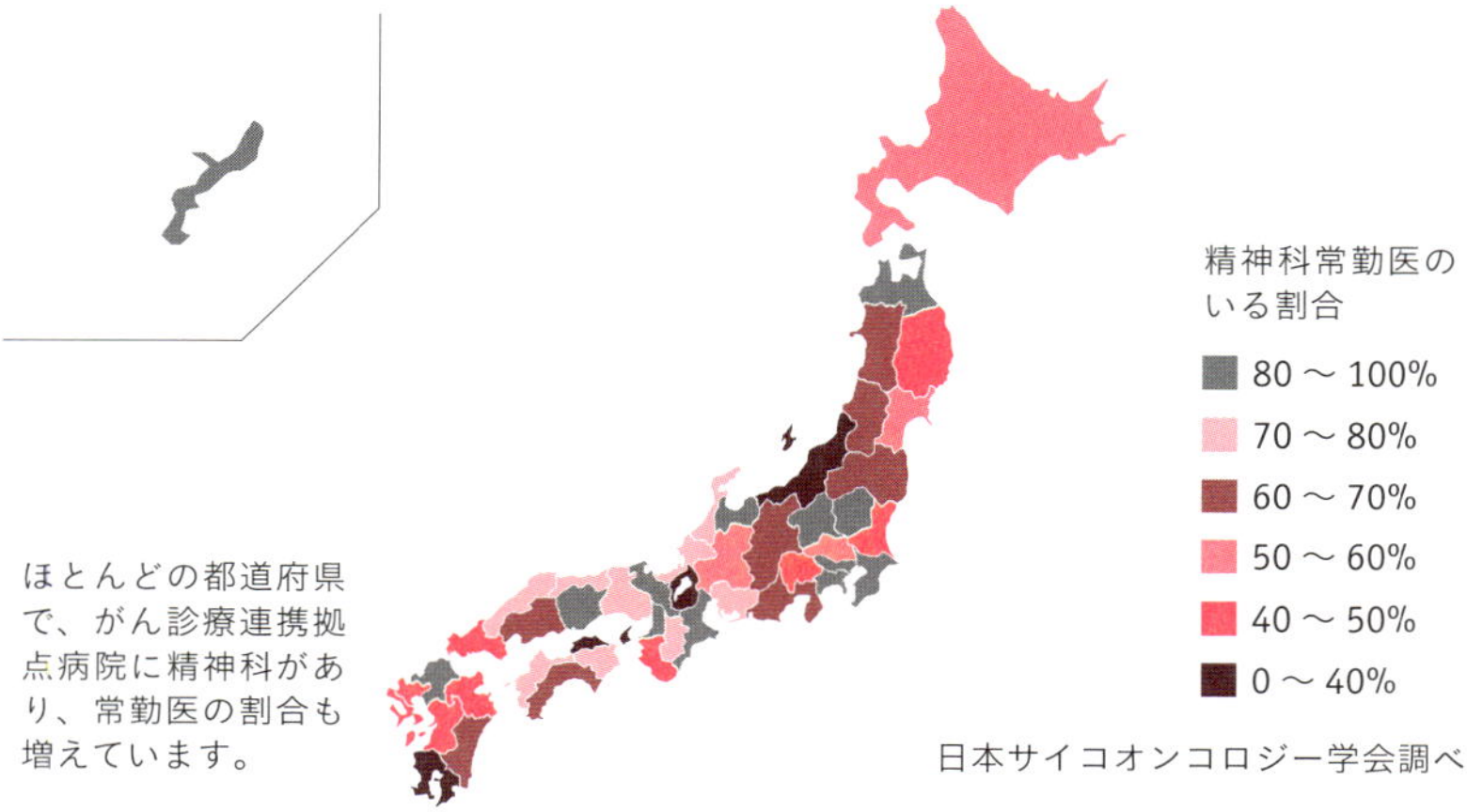

ほとんどの都道府県で、がん診療連携拠点病院に精神科があり、常勤医の割合も増えています。

日本サイコオンコロジー学会調べ

ち尽くしているような光景です。あまりに医者とスタッフが少なすぎるのです。

こんな状況の中、これまでの日本のがん医療では、告知を受けた患者さんや治療中の患者さんが強い落ち込みや不安を抱いても、それをケアする余裕はありませんでした。むしろ〝がんになったのだから、落ち込むのは当然〟と考えられていたほどです。日本の医療では、「とにかく治療を優先し、1人でも多くの患者さんを診察しよう」という考えが、患者さんの苦しみに対する誠実な向き合い方だったのです。日本の医療の現実を考えると、仕方のないことでした。

ところが、ここ十数年の間に、がん医療は大きく変わりました。がん患者さんが1人で耐える苦しみやつらさを見過ごすことはできないという考えが浸透してきたのです。

がん患者さんの「心の病」に向き合う医療へ

がん患者さんを対象にした「精神医学的有病率」の調査が、1983年にアメリカで行われました。そこでは、約半数のがん患者さんに適応障害やうつ病などの精神医学的な診断がつくという結果がでました。

このような調査や研究が進められる中で、「心の負担」に苦しんでいるがん患者さんは、実はもっと広範囲に存在するということがわかり、医療的なケアをする必要性がはっきりと認識されたのです。

がんは「身体の病気」だけでなく、「心の病気」も伴います。がん治療は、「身体の治療」とともに「心の治療と管理」が必要なのです。患者さんの心の悩みや苦しみをやわらげることが適切な治療を受け入れ、その治療効果を高め、さらに、安心して日常生活を過ごすことにつながるのです。

そのような「がんが心に及ぼす影響と、心ががんに与える影響」について向き合う学問が、「精神腫瘍学（サイコオンコロジー）」です。

1977年にアメリカの「スローン・ケタリングがんセンター」に精神科部門が開設

治療中がん患者の精神医学的有病率

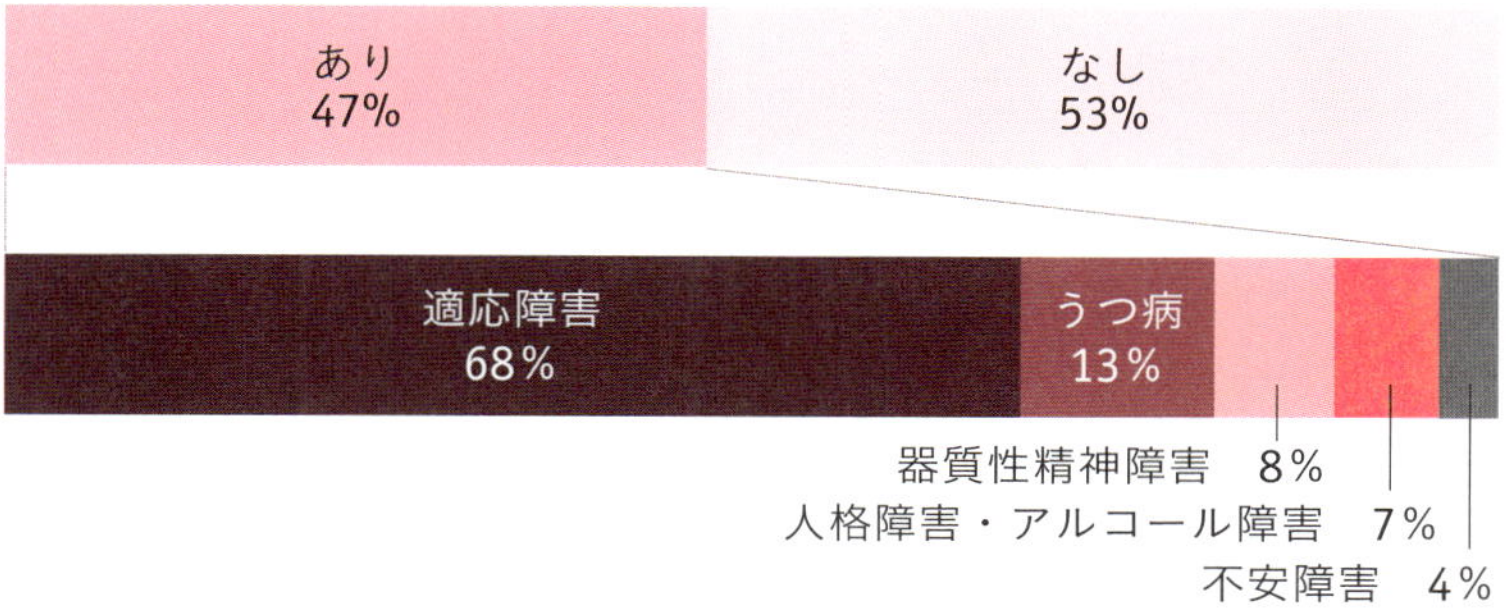

1983年にアメリカの精神腫瘍学会が行った「精神医学的有病率」の調査結果。約半数のがん患者が適応障害やうつ病、人格障害、アルコール障害、不安障害を抱えていることがわかりました。

され、1986年に国際サイコオンコロジー学会が設立されました。現代の医療が、各臓器や組織、DNAなどに高度に専門化、細分化されている中、患者さんの思いや生き方、ご家族の心理状態に焦点を定めたがんの人間学的側面を、多方面から科学的にとらえようという動きが、精神科の医師や看護師、心理士を中心に起きてきたのです。そして今、がん患者さんの心のケアの必要性に、世界中の医師たちが注目しています。

日本でも日本サイコオンコロジー学会が設立され、どんな心の状態やあり方が、がんという病気によい影響を及ぼすのか。さらには、いかにがんを乗り越え、人生の意味や誇り、希望を取り戻し、よりよい人生を送ることができるのかという研究に取り組んでいます。

そして実際に、がん患者さんの「心の苦しみ」をケアする「精神腫瘍科」が各地で開設されています。

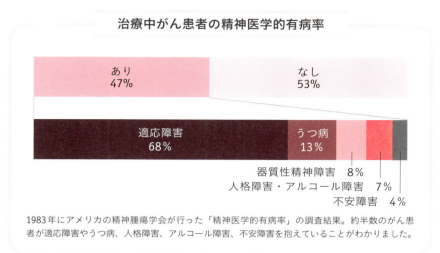

03

抗がん剤の副作用よりもっとつらい心の痛み

心の苦しみはがんの半身である

眠れない、食欲がない、体がだるくて仕方がない……。心の落ち込みやうつ状態が深刻化して、体調を崩し、適切ながん治療が受けられなくなった人が大勢います。主治医に〝がん〟と告げられ、すぐに治療が始まるわけではありません。手術となるとだいぶ時間がかかります。たとえ手術がスムーズに行われても、その後、放射線や薬物治療など、術後治療が始まり、再発や転移をふせぐために費やす日々が続き、その間にも、心の中に不安や悲しみ、苦しみが入り込んできます。

「がんの告知や放射線治療より、心の落ち込みの方が何倍もつらく、耐えがたかった」

乳がんの進行がんにかかった50代の女性は、死への不安と健康生活の喪失から、胸を塞がれたような苦しみが続いたと言います。しかし、当時はがん治療の専門病院でも心の病を相談するところがなく、部屋に閉じこもり、1人で耐えるしかなかったそうです。

また、40代半ばの子宮がん患者の女性は、「抗がん剤の副作用のつらさより、うつ病の苦しみの方がずっとつらい」と訴えます。それは、抗がん剤の治療の副作用には終わりがあるけれど、心の苦しみには終わりがないからだと言うのです。

「回復しても、いつまたどうなるかわからない不安がずっとつきまとう……」

これは、がん患者さんのだれもが体験する話です。なんの不自由もなく、順風満帆な暮らしを送っていた人が、がんという病気によってつまずき、「心の落とし穴」にはまり、身体の状況が極度に悪化してしまった、という話は決してめずらしいことではありません。心の悩みは、がんという病の一部といってよいでしょう。

心の落ち込みやうつ症状は、特別な病気ではありません。だれでも、かかりうる病気です。ほとんどの患者さんが通る道でもあります。もし、自分で心の不安やうつ症状を感じたら、〝気軽〟に精神腫瘍科を訪れてください。抱えている苦しみと共に向き合い、解消するお手伝いをしています。精神腫瘍科が開設されていない病院でも、主治医に相談すれば紹介してくれるはずです。心の病でも、早期診断、早期治療が大切です。

04

外来を訪れる患者さんの心の悩みとは

言葉にできない思いや悲しみを緩和

不安で夜も眠れず、身体がどんどんだるくなる。さらに自責の念にかられ、過去を悔やんでばかり……。そんな落ち込み状態が2週間以上続くときは、医学的な治療が必要です。精神腫瘍科外来では、患者さんに精神症状を説明してもらい、その悩みを整理・共有して、おかれた状況やがんの治療法について「正しい理解と情報」を持っていただきます。それだけでも、不安や不要なストレスを、かなり軽減することができます。

しかし、治療上の不安や疑問が解消したとしても、まだ、患者さんには口にはなかなかだせないつらい思いがたくさんあるでしょう。精神腫瘍科は、患者さんの心の内にある迷いや悲しみをやわらげるお手伝いをしています。

精神腫瘍科外来への主な相談内容

がん患者さんに以下の症状がある場合

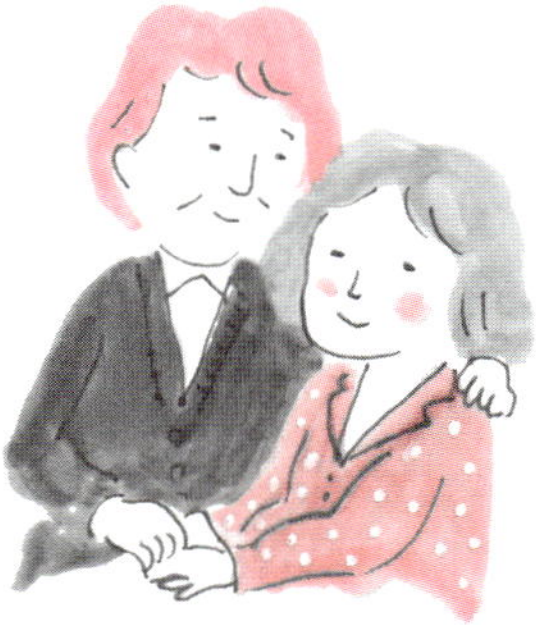

- □ 気分が滅入る
- □ 不安で仕方がない
- □ 何事にも興味が持てない
- □ 食欲がない
- □ 眠れない
- □ 考えがまとまらない
- □ 身体がだるい
- □ 集中できない
- □ 自分が価値のない人間だと思えてしまう
- □ 自責の念にかられる
- □ 消えてしまいたい
- □ 言動にまとまりがなく、もうろうとしている
- □ 急に気分が悪くなる

がん患者さんのご家族に以下の症状がある場合

- □ 介護の疲れがでている
- □ 不安で眠れない
- □ 肩がこる
- □ 涙が止まらず、介護に支障がでる

ご家族は「第二の患者」

外来を訪れるのは、がん患者さんだけではありません。がん患者さんを支えるご家族の心の痛みも計り知れないものがあります。患者さん同様にご家族も心の痛みが大きく、不安や焦燥、思考や集中力の低下、睡眠障害、食欲不振などに陥りがちで、それに耐えながら介護を続けている場合もあります。

がん治療では、患者さんを支えるご家族の力が大きいものです。ご家族の心の平穏が、治療において重要な要素になります。精神腫瘍科では、患者さんはもちろん、そのご家族に対しても心に抱えた負担を少しでも軽減できるよう、そして、よりよい看病ができるようにサポートしています。

また高齢化社会においては、患者さんを支えるご家族もがんを患っているケースが珍しくありません。がんは、異常をきたした遺伝子が蓄積することで発症する細胞の病気です。その発症リスクは、加齢に伴って増大することから、高齢者に疾患者数が多く、ご夫婦でがんというケースもあります。

がん患者の現状

生涯リスク

男性62%
女性46%
日本人の2人に1人ががんになる

出典：国立がんセンター「最新がん統計」累積罹患リスク (2017)

死亡者

年間約37.0万人
男性21万9,785人
女性15万3,201人

出典：厚生労働省「人口動態統計」(2016)

がんになる人

年間約101万人

男性57万5,900人
1位：胃がん
2位：肺がん
3位：前立腺がん

女性43万8,100人
1位：乳がん
2位：大腸がん
3位：胃がん

出典：国立がん研究センター「がん罹患数予測」(2017)

医療費

年間3兆5,889億円
一般診療医療費全体の11.9%

出典：厚生労働省「国民医療費の概況」より「悪性新生物の医科診療医療費」 (2015)

受療・患者

継続的な医療を受けている人

約30万人
入院患者12万9,400人
外来患者17万1,400人

出典：厚生労働省「患者調査」より「悪性新生物の施設別推計患者数」 (2014)

増えている「がん・がん介護」

がん患者さんが、がん患者さんを看病することを〝がん・がん介護〟といいます。がん・がん介護の場合は、家族に大きな負担がかかってくるのです。

以前、末期の胃がんの男性患者さんを診察したところ、その半年ほど前に、奥さまが乳がんの手術を受けていました。ご主人を看護する奥さまのストレスや不安は、相当なものでしたので、病棟の看護師に奥さまの病状を伝え、ケアプランを組んでもらいました。

がん患者の配偶者に、どれだけがんの既往歴があるかを緩和ケア病棟で調査したところ、125人のうち5人に既往歴がありました。

05

適切な診断と治療によって気持ちは立て直せる

心の疾患「適応障害」「うつ病」「せん妄」

がん患者さんがなりやすい心の〝三大疾患〟に、「適応障害」「うつ病」「せん妄」があります。

子宮がんのある30代半ばの患者さんは、告知を受けてから数週間後に心身の不調を訴えて診察にきました。眠れず、食べられず、やせ細り、立ちくらみは続き……。気は滅入るばかりで、寝たきりのような日が続いているというのです。

ストレスになるような事が起き、不安やうつ、不眠、食欲低下、体重減少などの精神的、身体的症状があらわれることを「適応障害」と呼んでいます。さらに、うつや不安、不眠などの症状がより強く、自律神経症状まで生じた場合は「うつ病」と診断しています。

また、がんの進行により全身症状が悪化した際に、意識レベルが低下し、幻覚や妄想、興奮などの精神症状があらわれることを「せん妄」と呼んでいます。

症状を見極める専門の精神科医は欠かせない存在

これら3つの症状は、精神療法や薬物療法などの治療によって、改善が期待されます。そのため、がん医療の現場には精神症状を緩和し、精神症状によって引き起こされる身体症状を見極める精神科の医師が必要なのです。

先に紹介した子宮がんの患者さんの「適応障害」においては、患者さんにまず病名を伝え、その後、抗うつ薬の服用と安静が必要なことを説明します。そして、それらの治療によって、睡眠障害やめまい、動悸などが改善されることを説明し、治療を進めていきます。

がんという病に直面している患者さんの苦しみを、すぐに取り除くことはできませんが、訴えや思いを聴き入れることはできます。問題を共有し、整理することを繰り返すうちに、患者さんは少しずつ安心と落ち着きを取り戻していきます。どんなに暗いトンネルでも前を向いて進めば、その先に小さな明るい出口が必ず見えてくるものです。

06

精神状態ががんの治療を左右する

心の病が最適な治療を妨げる

適応障害やうつの患者さんが示す精神や身体症状は、進行がんの症状に似ていて見分けがつきにくいことがあります。そのため患者さんの心の落ち込みが大きく、うつ症状があまりに深刻だと、医療者には適切な診断が難しく、治療の妨げになります。

うつ病は人生に対する関心や興味を低下させ、病と闘う意欲まで失わせてしまいます。「体調が悪いうえに、薬物治療の副作用がつらくて寝たきりです。耐えられません」「こんなにつらいなら、もう死んだ方が……」など、治療をすれば快復の見込みがある患者さんでさえ生きる気力を失い、手術や化学療法を受けようとせず、がん治療を途中でやめてしまう人もいるほどです。

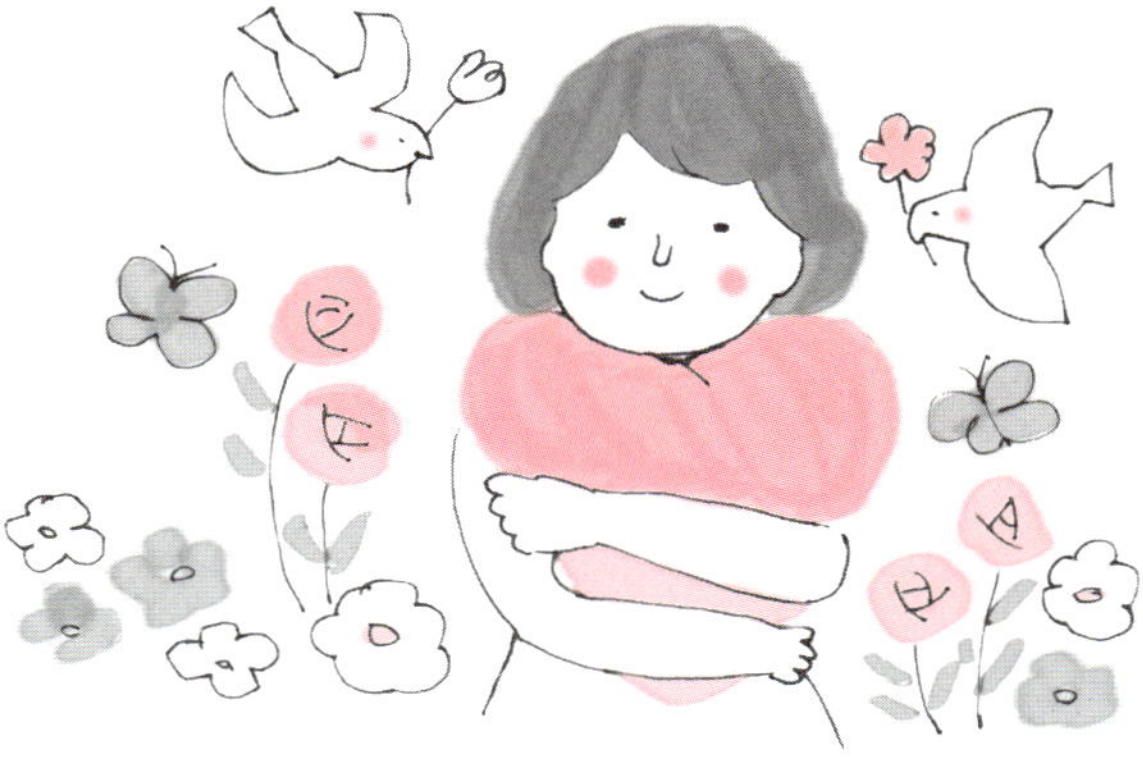

心の立て直しによって、適切な治療が可能

心の深い落ち込みによって、患者さんが治療を拒否する場面も多々あります。

医師や家族は、本人の気持ちを尊重することが医療の原則です。しかし、それは本人の精神状態が問題のないレベルにあることが前提です。精神状態に少しでも問題がある場合は、患者さんにとって適切な意思決定ができているとはいえません。

精神腫瘍科では、患者さんが軌道を整え、適切な治療方針が立てられるように心のケアを行い、精神症状を快復に向けます。精神症状が改善され、生きる意欲が持てれば、ふたたび化学療法を始められるようになり、がんと向き合い克服しようとする心が戻ってくるケースが多いのです。

07

判断しにくい「心の病」はちょっとした気づきが大切

「もしかしてうつ？」そんな気づきを見過ごさない

「なにか気になるのだけれど……」と、ほかの科の医師からの依頼で、がん患者さんを往診したことがあります。医師でも、精神症状は判断が難しいときがあります。

「足がむずむずしてイライラする」と言って、患者さんはつらそうに顔をしかめていました。診察すると、薬の副作用で身体症状と精神症状があらわれていたため薬を中止すると、数日のうちに患者さんに笑顔が戻りました。医師の直感が正しかったのです。

がん患者さんが発症しやすいうつ病には、精神症状と身体症状があります。ところが、患者さん本人が、精神症状を訴えることは滅多にないといわれています。

「何に関してもやる気が起きない」「もう、死にたい」などの精神症状の訴えがあれば、

つらい人の見つけ方

常にうつ病を疑う

- 眠れない
- 食欲がない
- テレビを見ない
- 新聞を読まない
- 日常のあたり前のことができない

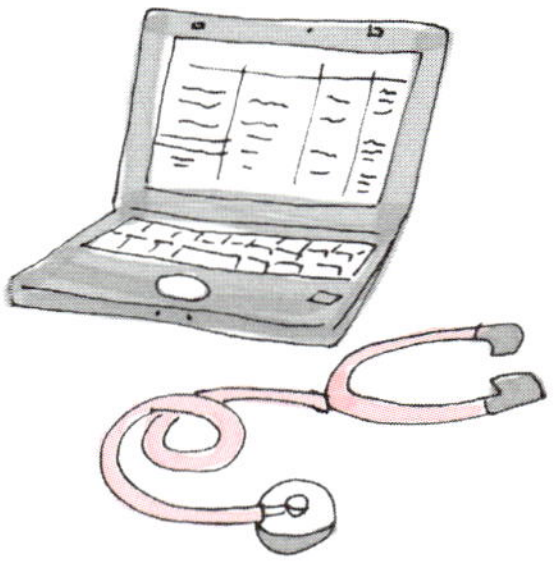

容易に精神科での治療を進めることができます。しかし、「身体がだるい」「食欲がない」といった身体症状は、がんによる身体症状と同じなので、なかなか識別できません。

また、うつ病では心の働きが停止してしまい、身体が思うように動けなくなることがあります。この症状を「精神運動抑制」といいますが、がん患者さんも同じように動けなくなることがあります。症状が似ていることから、患者さんが「うつ病の症状」を訴えても、見過ごされてしまうケースが多いのです。

私たち精神腫瘍科医は、うつ病が、がん治療に及ぼすマイナスの影響を間近で見てきています。そこで感じることは、がん患者さんの心の病気は、医療スタッフやご家族が「もしかして、うつ病？」という気づきや疑問を持つことが大切だということです。

08

がんとの共存で生存率が上昇

苦しみを乗り越え、治療と前向きにつき合う

早期発見できる検査法や有効な治療法などの研究が進められ、がん医療は、多くの患者さんの長期生存を可能にしています。日本でも、5年生存率が年々上がっています。

「がんの生存者」とは、医学的にはがんの治療が終了している、もしくは経過観察中の人たちで、診断後5年以上にわたって生存している人のことをさします。

生存率が上がったということは、それだけがんという未だに解明されていない病にかかり、身体的、精神的に悩みや苦しみを抱え、長期にわたって不安な日々を過ごしている人が大勢いるということです。

患者さんの中には、告知や治療で生じたさまざまな精神面、身体面の影響をずっと引き

がんの3年と5年生存率（%）

	3年	5年
全体	71.3	65.8
前立腺がん	99.0	98.4
乳がん	95.2	92.7
子宮体がん	85.5	82.5
子宮頸がん	78.8	75.6
大腸がん	78.1	72.9
胃がん	74.3	71.1
ぼうこうがん	73.5	70.9
肝臓がん	53.6	39.6
食道がん	52.0	43.7
肺がん	49.4	40.0
膵臓がん	15.1	10.0

全国のがん診療連携拠点病院で2011年にがんと診断された人の3年後、5年後の生存率。

国立がん研究センターがん対策情報センター　「がん情報サービス がん登録・統計」

ずってしまう人がいます。がんの初期治療終了後、何年か経過した段階でがんの治療を受けたことにより、別の問題があらわれてくることもよくあります。

がん患者さんのケアは、それらの問題に焦点をあて、個々に行うべきなのでしょうが、本人の訴えがないと見逃してしまうケースが多いのです。

しかし、不安や苦しみを乗り越え、がんとうまく共存している人もいます。病気になる前よりも心が成長し、精神状態が安定している人もいます。心のケアは、がん治療と前向きに向き合い、良好な結果をもたらすことに通じていくことになるのです。

高齢化社会になり、がんになる人は「2人に1人」ともいわれています。今後はさらに、がん生存者に関する理解や新しい治療方法の開発が進み、よりよい生活を行えるようになるでしょう。

COLUMN 1

代替医療に頼る患者さんの心理

がん患者さんで代替医療を心の支えにしている方が多く見られます。代替医療で患者さんが心の安定を得ているなら反対しません。しかし、その効果には医学的な根拠は認められません。

抗がん剤に限らず、すべての薬には副作用があります。たとえ健康食品であっても口にしている場合は、主治医に伝えてください。

私の患者さんにも代替医療に１カ月20万円もかけている人がいました。その方は「このサプリメントを飲めば、すべての栄養が摂れる」と言われ購入していました。しかし、商品説明を見ると「1錠で１キロカロリー」しか摂れませんでした。

１日の基礎代謝量である1500キロカロリーを満たすには、そのサプリを、１日1500錠も飲まなくてはならないわけです。

アメリカでは代替医療の利用者が多いため、悪質なものを区別して整理する、公的なアメリカ国立補完統合衛生センター（ NCCIH）があります。日本では私たち医療者が、悪徳業者から患者さんを守らなければならないと思っています。

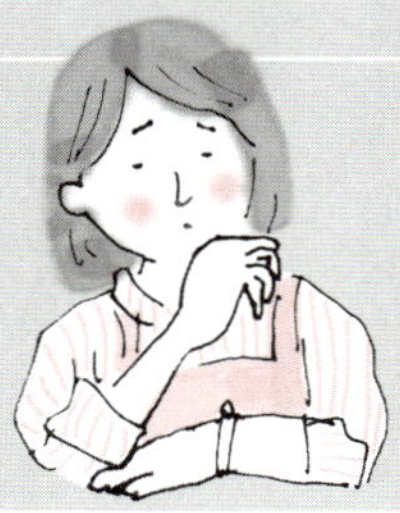

第2章

心のプロセスと心的外傷後成長

心の動きには、パターンがあります。
道筋を知り自分の心と上手につき合いましょう。
向かうべき方向が見えてくるはずです。

09

がん患者さんがたどる3つの心のプロセス

心の変化には決まったパターンがある

がん患者さんは告知を受けてから、みな同じような「心のプロセス」をたどる傾向があります。年齢や今までの生活、価値観などによって個々に違いはありますが、心の経過にはおおよそのパターンがあるのです。それはアメリカの精神科医、E・キューブラー・ロスが言う「死の受容のプロセス（死を否認し、なぜ自分がと怒り、もがき（取引）、気持ちが滅入り、受け入れる）」と似ているといってもよいでしょう。

大きな落ち込みの中にいる患者さんに「心のプロセス」の話をすることはありませんが、経過がよく、心が安定している患者さんによっては、心がたどる道筋のパターンについてふれ、参考にしてもらっています。

悪い知らせの後にたどる経過

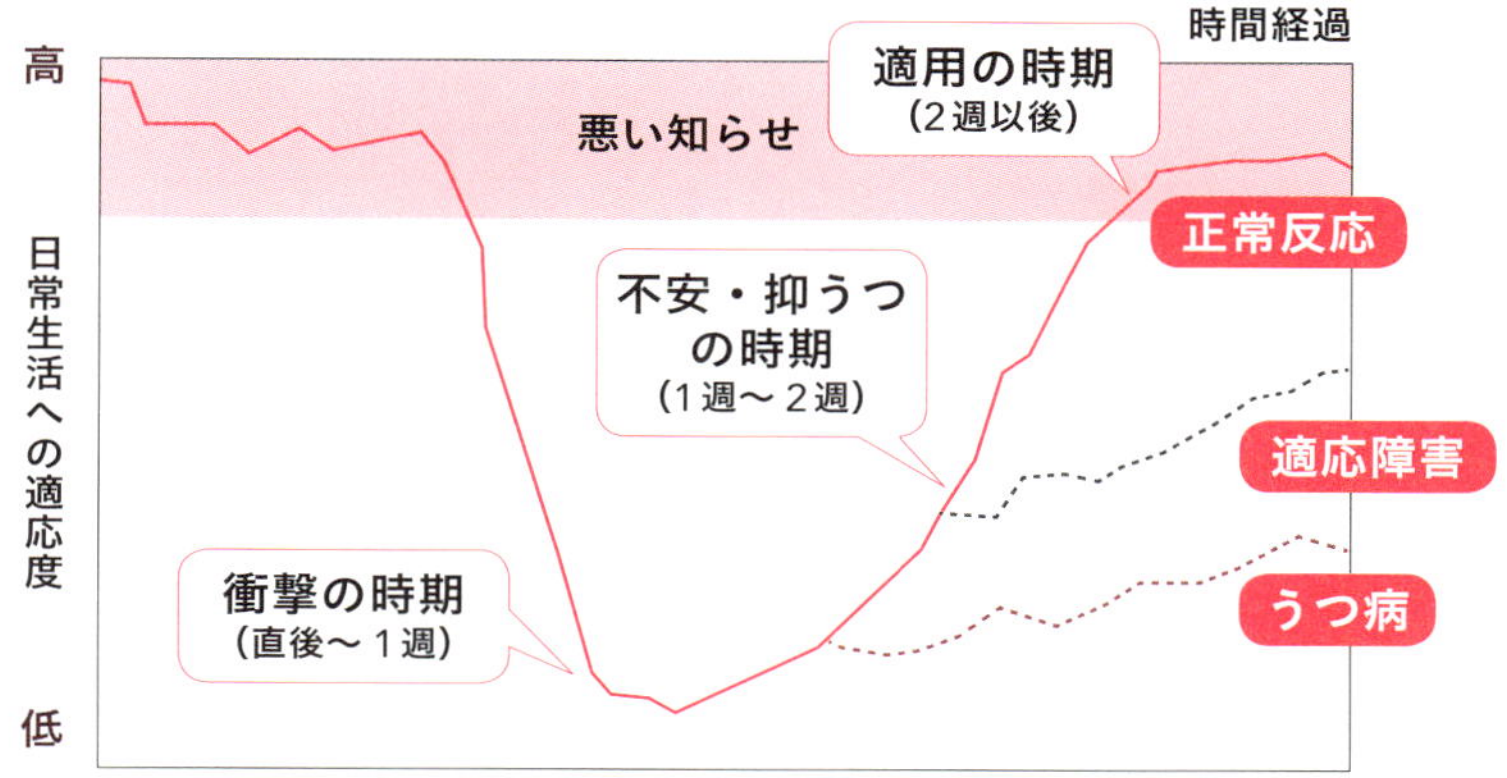

落ち込みの度合いを「日常生活への適応度」とし、時間経過とともに示しています。

近年のがん医療の進展により、「終末期への道のり」はかなり整備され、険しいものではなく〝ゆるやかな長い道のり〟になりました。最初の手術で完治するがんは別として、転移性の進行がんの場合では、慢性疾患として〝持病〟となります。

その結果、この病気は急性期の疾患とは異なり「がんとの共生期間」をマイペースにあわてず、あせらず、ゆとりを持って過ごすことができるのです。

そう考えたとき、みずからを客観視する上で、心がたどるプロセスを知っておくとよいでしょう。とはいっても、「知らない方がいい」と言う方もいらっしゃると思います。

関心のある患者さんだけ、これから申し上げる3つの段階をたどる「心のプロセス」について、心に留めておいてください。

第1段階　衝撃と絶望の時期

治療のために私たちが使っている「心のプロセス」は、3つの段階を踏むと考えられています。まず第1段階は、がんの告知を受けたときやがんが転移して再発してしまったとき、または抗がん剤が使えなくなったときなど、「悪い知らせ」を受けたときに生じる最初の1週間の心の反応です。

患者さんは、衝撃と否定、空白と絶望の深い谷間に陥る時期です。あまりのショックに診断結果を認めることができず、「何かの間違いでは？　自分がそんなことになるはずがない」と自分に言い聞かせて何度も否定します。

このときの患者さんは、「まったく感情がない」という無感覚、あるいは非現実的な心理におかれます。心理的に現実から距離を置いて、「危機を一時的にでも遠ざけたい」という自己防衛の気持ちが働くのです。

このような否認をしない場合は、「治療なんてどうでもいい、何をしても無駄なこと」という挫折感を感じることがあります。「自分はもうだめだ。いくら治療をしても病気は治らない」といったあきらめや絶望感を経験することもあります。

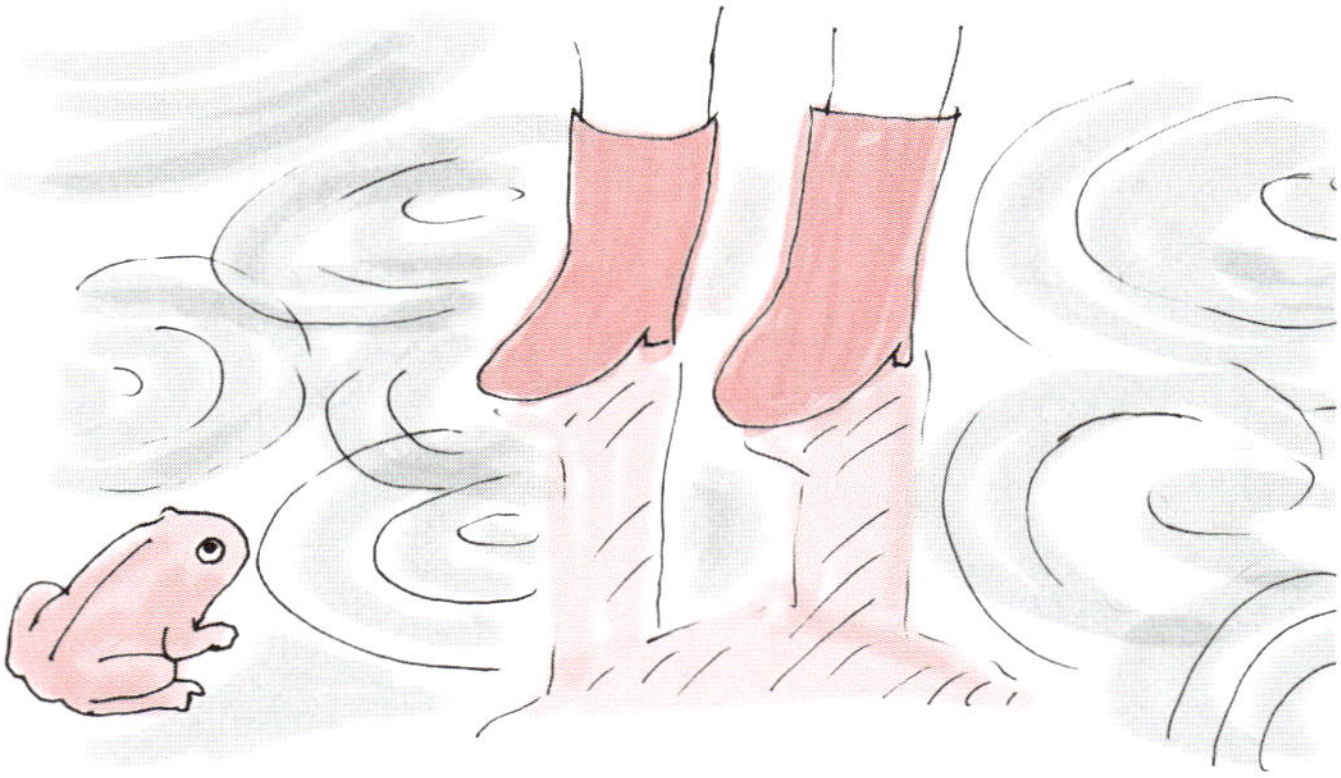

第2段階　抑うつ、心身の異変に気づく時期

さらに1〜2週間すると、第2段階の不安、抑うつの時期といった状態に入ります。恐れや悲しみのあまり、ぽっかりあいてしまった心ですが、この時期、少しずつ回復の兆しを見せ始めます。それは、「物事に集中できない、不眠や食欲不振がある」などといった、心身の異変にやっと自分で気づき始めるのです。

それでも、不安と悲しみは交互に襲ってきます。「なぜ私がこんな不幸な目に合うの？」と怒りがおさまらなかったり、あまりの不安に呼吸困難を起こしたり……。社会から切り離されてしまったような感情を抱き「自分1人が取り残されてしまった」という、強い疎外感や孤立感に苛まれるでしょう。

第3段階「再適応」「立ち直り」の時期

第1段階の「悪い知らせ」から第2段階を経て2週間ほど経つと、第3段階の「再適応」「立ち直り」といわれる時期に入ります。心の変化に対応し、落ち着きが見られ、今までの自分自身を取り戻す頃です。がんという病気や自分の運命を受け入れ、その中で自分の新しい道を見定め、立ち直っていこうとする肯定的な考えが芽生えてきます。

この段階に入ると、改めてがんについて情報を調べてみたり、孤独の中に落ち込まずに、いろいろな人との出会いを求めようとします。与えられた現実に対して、新しい意欲を持ち始め、外部と積極的に関わろうとするのです。

心のプロセスは繰り返される

3つの「心のプロセス」は、同じような波が何度も繰り返し襲ってきます。告知を受けたとき、術後の検査結果の不安、再発の疑いがあるとき、他臓器に転移が認められたとき、転移から終末期へとたどる道筋の中で、波は何度も発生するでしょう。

しかし「再適応」の時期に入ってからは、がんという病を受け入れることによって、自分の運命と折り合いをつけられるようになります。この時期になると、がんとの共生を図ることができるようになる人が多くなります。

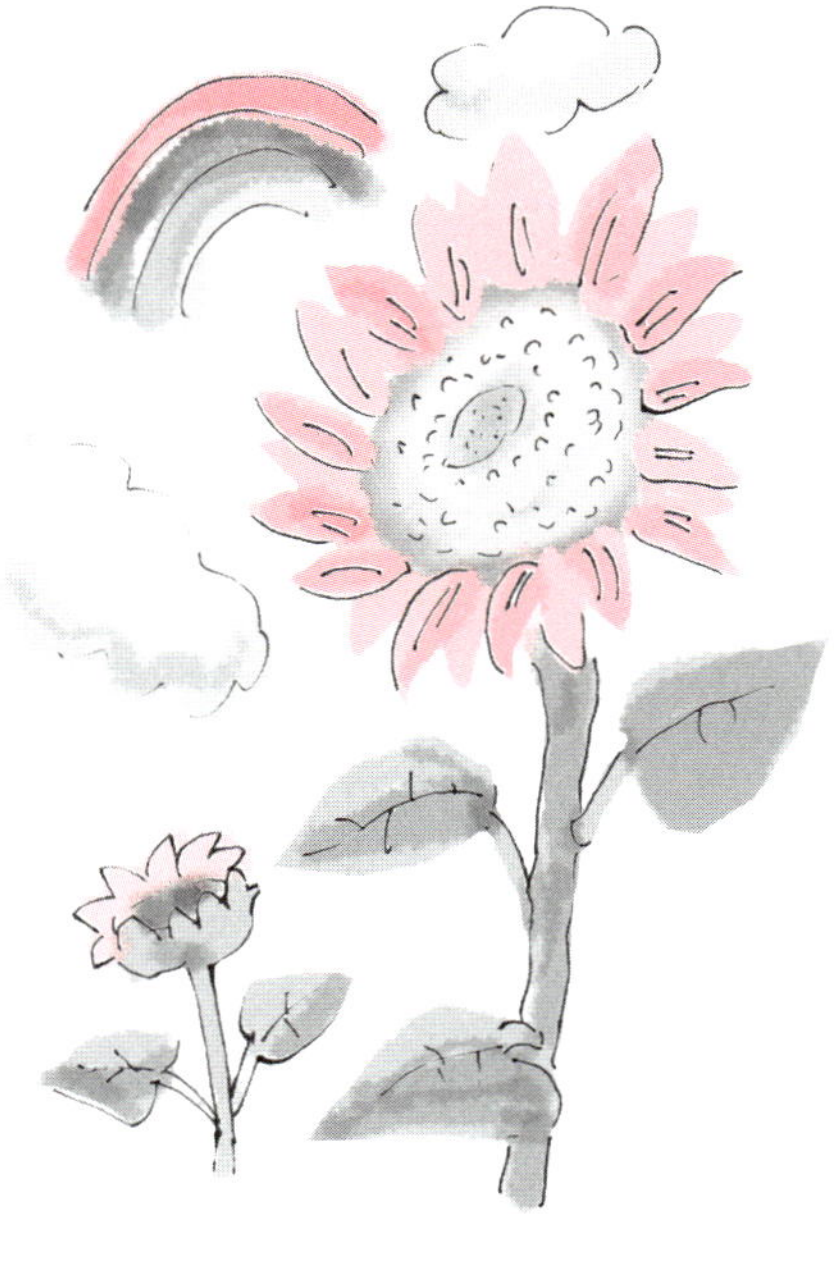

精神腫瘍科における「立ち直り」とは？

精神腫瘍科が求める「立ち直り」とは、がんという病気になったつらさを乗り越えて、再び自分の意思で歩むことができるようになることです。がんという病気は、「体と心の二重苦」です。せめて、心の苦しみだけでも治療によって取り除いて欲しいものです。重いうつ症状から解き放たれれば、生きることに自信を取り戻し、食欲が快復してよく眠れるようになります。人と会うことをためらわなくなり、心の底から笑うことだってできるようになります。それだけで、患者さんの生活の質は全く違ってくるでしょう。新しいことに取り組む意欲も生まれ、がんと向き合うパワーも戻ってきて、治療にも積極的になり、経過もよくなります。

不安や恐れを乗り越え、みなさんが適切な治療を受けはじめたときに感じることは、やはり「自分は自分らしく」ということです。その延長に立ち、病後の新しい自分の生き方を見つける余裕が生まれたら、それはとても素晴らしいことだと思います。

アメリカの心理学者L・テモショックは、がん患者の共通する性格のひとつとして「何事も受け身で我慢しやすい、おとなしい人」という特徴をあげました。また、がんを予防

悪い知らせの後にあらわれる心理的反応

経過	心理的反応	期間
第１段階	衝撃：「頭の中が真っ白になった」「……何も記憶にない」「医師の声が遠くで聞こえた」 否認：「これは何かの間違い」「腫瘍ではあっても、悪性ではないはず」	１週間程度
第２段階	不安：「これからどうなるんだろう……」 集中力の低下：「考えがまとまらない」 食欲不振、不眠（入眠困難・中途覚醒・早朝覚醒）	１～２週間
第３段階	現実に対応する 新しい事に取り組む	２週間を過ぎた頃

したいなら「積極的で自己主張の強い生き方をしたほうがよい」といった報告もあります。

しかし、がんになりやすい性格、または、がんを進行させやすい心的傾向といったものはありません。もともと積極的な人が活発な行動をとるのはおおいに結構ですが、内気でおとなしい人が無理をして自らを奮い立たせ、積極的な性格をめざす必要はまったくありません。

立ち直りのきっかけとプロセスは人それぞれで、〝自分らしさ〟が大切なのです。

10

心的外傷後成長によって人としての成長を遂げる

病気になったくらいで「私は不幸ではない」

人には、予想をはるかに上回る能力があります。死の恐怖や深い悲しみなどをプラスの方向に転嫁させ、成長することができます。それを「心的外傷後成長」といいます。身体は病気になっても、人の心は成長を続けるのです。

36歳の乳がん患者さんがいます。手術後に抗がん剤治療を行いましたが、8カ月後に骨転移が判明。再発直後に外来で診察をしたときは、現実を受け入れられない様子で、「がんに負けた」とかなりの落ち込みでした。再発を告げられたショックは、告知の時よりはるかに大きいといわれています。

しかし、その2カ月後には「がんに負けることは病気が治った、治らないではなく、自

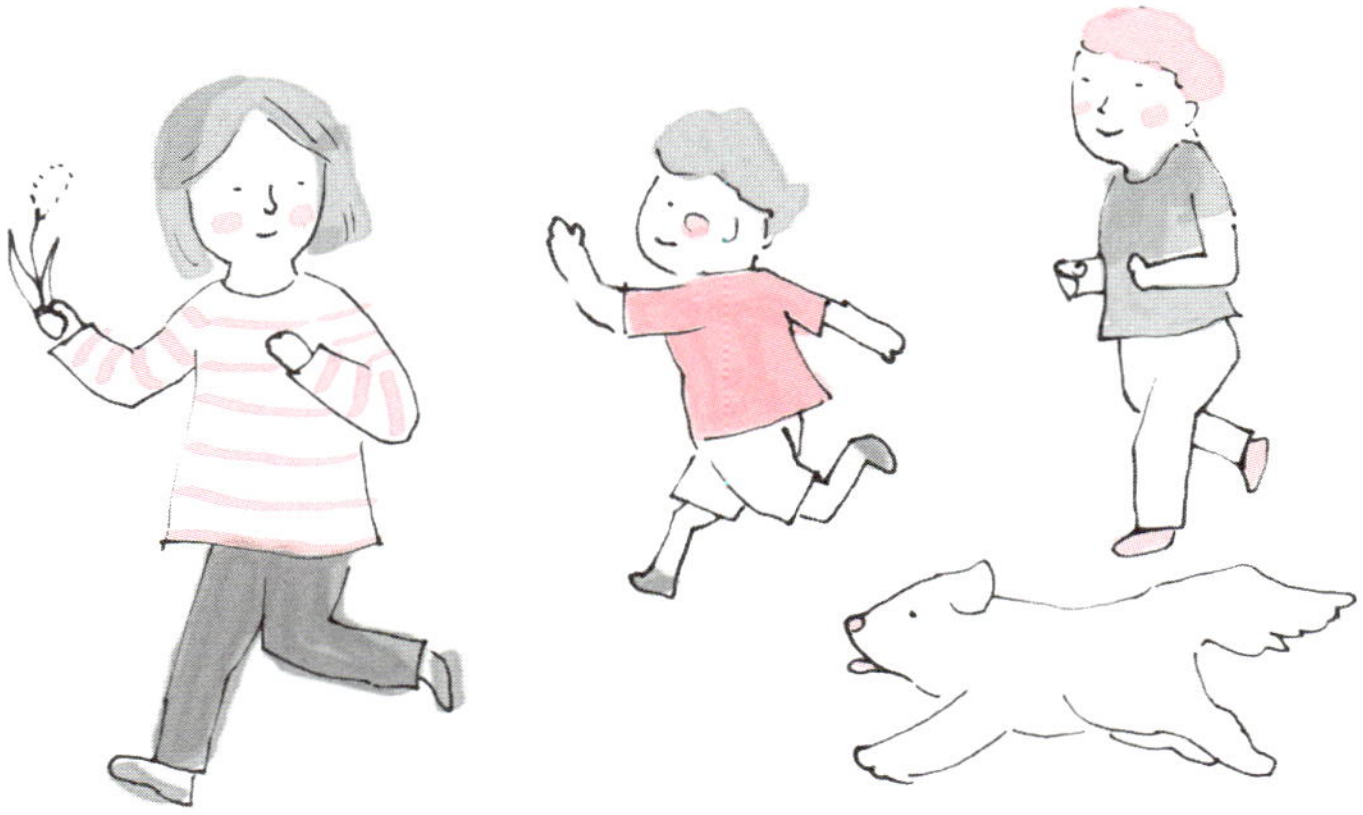

分が無気力、無関心になってしまうこと。自分の人生に希望が持てなくなってしまうことです。その部分ではまだ、私は負けていません。心まではがんに冒されていませんから」ときっぱり力強く言い、心の立ち直りを見せてくれました。

小学2年生の息子さんが、お祭りのくじ引きで当たりを引いた際、自分の好きなキャラクターのステッカーではなく、母親のために化粧ポーチをもらってきたそうです。そのとき、身体の奥深くで、魂が揺さぶられる感じがしたと患者さんは話を続けます。

「私は病気になったくらいでは不幸ではありません。大切な人と大切な時間を過ごせる今、自分は決して不幸なんかではないです」

心は一度折れたとしても必ず再生し、この患者さんのように心的外傷後成長を遂げることがあるのです。

身体は弱っても、心は希望を持てる強さがある

舌がんになった女性の患者さんがいました。

ずっと好きなコーラスをされていたのですが、だんだん声がうまくだせなくなり、つらい思いをされていました。でもその方は、いつまでも歌えなくなったことを嘆くことはせず、「今の自分ができることは何だろう」といつも考え、前に進む努力をしていました。そして、「人に喜んでもらえることがしたい」と考えるようになったのです。

それからはペーパーフラワー作りを学び、ステキなフラワーを作っては、プレゼントをしてみなさんに喜ばれていました。今も老人ホームに持っていっては、たくさんの人を笑顔で励ましているようです。

ほかにも、再発のショックで最初は泣いてばかりいたものの、月1回の病院で行っている集団精神療法で、率先してリーダーを務めている人もいます。また、残された人生の目標と希望をしっかり立てている方もいらっしゃいます。

たとえがんになっても、それを受け入れ、前を向くことで、人は成長できます。精神腫瘍科は心のケアをするとともに、患者さんの心の成長もサポートしています。

心的外傷後成長のしくみ

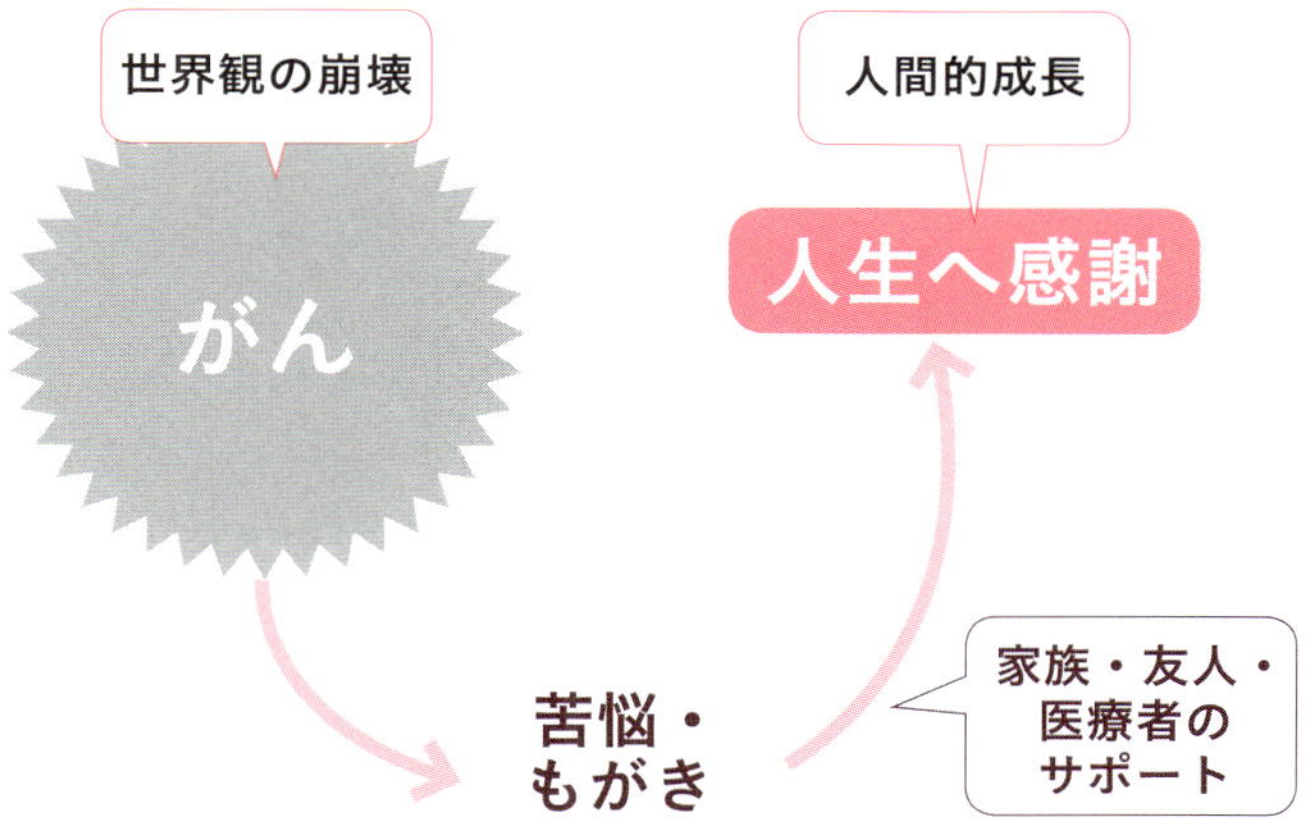

普通の生活とそれを前提とした世界観があります。しかし、がんによって世界観は崩壊。もがき苦しみ、気づきを得て、人生に感謝できるほどの人間的成長を遂げることがあります。

心的外傷後成長の定義

①危機的な出来事や困難な経験

②精神的なもがき・闘いの結果生じる

③ポジティブな心理的変容の体験

(Tedeschi RG et al.Death Stud.2008 Jan;32(1):27-39)

がんの告知をされたり再発を告げられるなど、衝撃的な出来事や困難を経験したとき、人は恐怖と悲しみの中で苦しみます。しかし、少しずつ立ち上がり、自分の人生を見つめ、前向きに生きることを深く考えるようになります。それが「心的外傷後成長」です。

COLUMN 2

再発がん患者集団精神療法の誕生

「たとえ症状が重く、希望がない状態でも、ほかの患者さんと話がしてみたい！」

すい臓がんの手術後に再発し、化学療法を受けているＫさんから、そのように頼まれたことがありました。

「外来待合室で順番を待っていると、みんなじっとしていてとても暗くなります。でも、だれかが話し始めると、その場がパッと明るくなるんです」

Ｋさんはいつも穏やかな方です。そんなＫさんからの訴えに胸が熱くなりました。

患者さんが何人か集まって話をしたり、病気について学ぶことを「集団精神療法」と呼びます。将来の取り組みとして計画していましたが、すぐに患者さんに呼び掛けてみることにしました。すると、４名の方が集まってくれて、「グループ外来」がスタートしました。

同じ病気を患ったものでなければわからない悩みや苦しみがあります。「グループ外来」では、そんな心が共有され、一体感のある話し合いがされることで、患者さんの精神的負担が軽減されるのです。私は改めて「語る力」と「聴く力」の強さについて考えさせられました。

第3章

求められている心のケア 精神腫瘍科外来から

患者さんやご家族が直面している苦しみ、
がんとどのように向き合い、
乗り越え、生活しているのかを、
いくつかの症例から見ていきましょう。

CASE 1

患者さんの本当の痛みとは

Tさん（50代 女性）

● 塁上皮性血管肉腫 肝臓や肺に転移あり。進行がん。
● セカンドオピニオンで来院。左肩に激しい痛みあり。

鎮痛薬の効かない激しい痛み

「左肩が痛くて、今にも腕がもげてしまいそう……」

塁上皮性血管肉腫で肝臓や肺に転移している50代の女性です。セカンドオピニオンで来院したTさんは、左肩に激しい痛みを訴えていました。

電子カルテの画像を急いで開き、左肩あたりの病変を診ると、確認できるものはありませんでした。

でも、患者さんは苦痛に顔を歪め、話すのもやっとという感じでした。

新たな病変がでているかもしれないので、消炎鎮痛剤のロキソプロフェンを処方し、経過を診ることにしました。

しかし、翌週の外来でも患者さんの表情は変わらずで、症状に変化はありません。私は少しでも痛みをやわらげてあげたいと思い、ＷＨＯ（世界保健機構）の鎮痛薬の使用法に沿ってモルヒネを投与しました。

そして初診から２週間経った頃――。

患者さんはモルヒネの投与にも関わらず、症状は全く改善せず、それどころか肩の痛みは強まり、触ることすらできない状態でした。そこで、念のため「うつ病の問診」をしてみると、診断基準は満たされていました。

激しい痛みに苦しむ患者さんに、うつ病の診断と治療をしてよいものなのか悩みましたが、症状の改善が第一と考え、抗うつ薬を投与してみました。

すると、あれほどの痛みが翌週にはやわらぎ、２週間後にはほぼなくなり、１カ月で消えてしまったのです。痛みがなくなり、鎮痛剤の投与を中止しても痛みの再発はありませんでした。

患者さんの本当の痛みとは

Tさんに、肩が痛んでつらかったときのことを伺ってみました。

「前の病院で『もう治療としてできることがありません。できるだけ好きなことをして過ごしてください』と言われました。その後、絶望的な気持ちになって、こちらの病院へ来ました。こちらの病院では、『一緒にやっていきましょう』『腫瘍がほとんど大きくなっていないので、このまま経過を診ていきましょう』と言ってくださり、本当に安心しました」

なんと、痛みとうつの原因は「治療法がない」という医師のひと言だったのです。進行がんの患者さんは死に向き合い、おびえていることもあります。死の淵に立たされ、少しのことでも脆く崩れてしまうのです。

そして、Tさんの心を救ったのもまた、腫瘍内科医の「がんの進行は見られず、経過観察でよい」という言葉でした。この言葉がなければ、精神科の治療も功を成せなかったでしょう。患者さんの苦しみを取り除き、患者さんの心に痛みを与えないようにするには、高度な知識や技術の連携に支えられた「心のケア」が大切なのです。

CASE 2

夫の深い思いが認知症の妻を変えた

Tさん（70代 女性）

●アルツハイマー　60歳で記憶障害を発症。
●症状は進行し、家族のこともわからないほどに。

「どこのどなたかわかりませんが……」

認知症の女性がご主人に連れられて私の外来にやってきました。Tさん70歳、アルツハイマー病の患者さんです。60歳を過ぎた頃から記憶障害を発症し、外来にいらしたときには、身の回りのことが何もできないほど症状は進行していました。そのTさんがある日、きれいな服装に身を包み、お化粧までしているのです。認知症の患者さんは、お化粧を自分ではできなくなります。

「お化粧はどなたがしているのですか？」と付き添いのご主人に尋ねたところ、「私がしています。昔、妻には迷惑をかけましたから」と、苦笑いまじりに言いました。

その後、何度か診察を重ねていくうちに、ご主人が認知症の妻のために、こまごまとしたことまで気を配っているのがわかってきました。地域の介護グループの援助を受けてはいましたが、男一人で朝から晩まで大変だったと思います。それでもご主人は、不満や弱音を一切口にせず、お会いするたび、やさしい笑みを浮かべて「介護もやりだすと楽しいものです」とおっしゃるだけでした。

それが、あるとき、外来にいらして、困り顔で質問をしてきました。

「夕方になると、妻が言うのです。『どこのどなたかわかりませんが、今日1日ありがとうございました』と……。何かよい方法はありませんか?」

認知症の患者さんを抱えているご家族の間では、よくあることです。でも、奥様に寄り添い、毎日生活を共にしているご主人にとって、これはとてもつらく悲しい言葉でした。主治医である私に、夫と認めてもらうにはどうしたらいいか、解決策を求めてきたのです。

認知症の妻と50年目の結婚式

精神科の医師として、いくらかは経験をつんできたつもりになっていた私は、「結婚式の写真を見せたらどうですか」と軽い気持ちで応えました。

ところが、お2人は結婚式を挙げていなかったのです。式を挙げようと準備を進めていた直前に召集令状が舞い込み、海軍に入隊。終戦後は混乱期で結婚式どころの騒ぎではなく、結婚式を挙げずに今となったそうです。

結婚式のような人生の行事は〝エピソード記憶〟といい、記憶が保たれているのが普通です。しかし、結婚式を挙げていなければ、記念写真もなく……。

「それでは仕方がないですね」

ついこう言ってしまいました。今思いだしても自分の思慮の足りなさに、冷や汗が出てきます。これでは、何のケアにもサポートにもなっていません。

それから数カ月が過ぎ……。朝食のあとに新聞を見ていると、Tさんの満面の笑みが目に飛び込んできました。大きな見出しで、「痴呆（当時の病名）の妻、目に涙。50年目の結婚式」とありました。おふたりそろっての結婚式の写真が新聞に大きく掲載されていたのです。

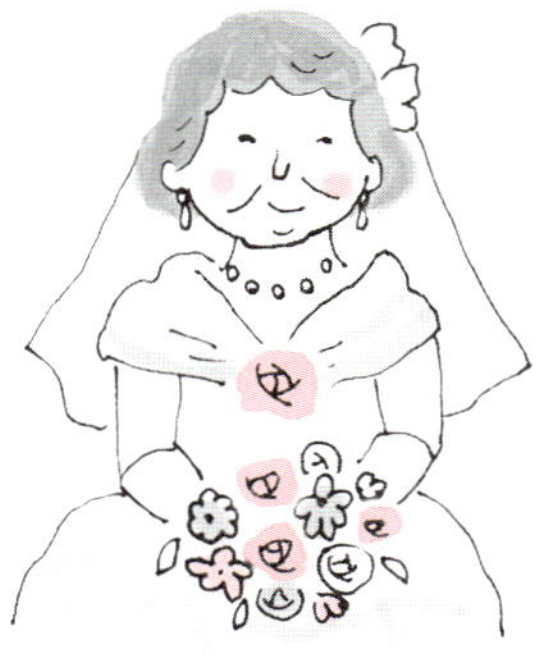

本物のケアはみんなを幸せにする

お世話になっている介護グループ「きらら」のメンバーに、ご主人が結婚式を挙げていない悩みを打ち明けたところ、「それなら結婚式を挙げましょう」と、実現したそうです。介護グループのメンバーは、Tさんご夫妻に素晴らしいケアを提供してくれたのです。

その日はなんと、3組の夫婦が「結婚式」を挙げたそうです。Tさんが結婚式を挙げる話が周囲に伝わると、同じ思いを持った人たちが手を挙げてきたのです。

「いいケアは人を幸せにする」――私は改めてケアの力を実感しました。

翌月、外来でお会いしたご主人に私の至らなさをお詫びすると、「そんなことは気にしないでください」と、楽しそうに式の様子を話してくれました。

しかも、うれしい報告はそれだけではありませんでした。結婚式以来、奥さまが、「あなたはどなたですか？」とご主人に尋ねることがなくなったというのです。

夫の心が妻に伝わったのでしょうか。医学的に説明がつくことではありませんが、人間の生命には、神秘が満ち溢れているものです。

CASE 3

息子の誕生日が私の命日にならないように

Sさん（40代 女性）

- 肺がん　肺の両側に多数転移あり。進行がん
- 抗がん剤が効かず、呼吸不全を発症。

精神医学で病気に向き合う

がん患者を専門に診る病院の精神科医をしていますが、私のもとへ訪れる患者さんの多くは「進行・再発がん」です。医療が進歩した現在でも「進行・再発がん」の治療は難しく、治癒が望めないケースが多いものです。そのため治療といえば、延命を目的としたものも多く、その先、遠く、あるいは近くに「死」を意識せずにいられないでしょう。

特に死が近くに控えている患者さんに対しては、精神科医として何ができるのだろうと自問することがよくあります。そんな中で、今でも忘れられない患者さんがいます。

数年前、40歳代の肺がんの患者さんを担当したことがあります。肺の両側に多発転移が

認められ、手術をすることはできず、抗がん剤による薬物治療を行うことになりました。ところが、転移したがんの勢いが強く、抗がん剤が効かず、病状は進行するばかり。ついには、がん性リンパ管症による呼吸困難を生じ、予後は著しく悪いものでした。そのため、緩和ケアの中で「よりよいメンタルケア」を行うために、私もチームの一員として加わったのです。

呼吸困難の治療には、ステロイドやモルヒネがよく用いられますが、この患者さんには効果がなく、病状はどんどん進行していきました。とうとう数日後には、呼吸不全に陥ってしまったのです。患者さんは呼吸が満足にできず、苦しそうにしています。息苦しくて会話どころではなく、水すら飲むことができません。本人の我慢も体力も、限界に達していました。残された時間がわずかしかないことが、見るだけでわかりました。

このような苦痛を軽減する治療がない場合、意識を落として苦痛を取り除く方法がとられます。この患者さんに対しても、その検討が加えられました。

ところが翌日、奇跡的に呼吸困難が改善したのです。患者さんは苦しさから一時的に解放され、会話ができるようになりました。しかし、いつこの状態から一転し、呼吸不全になってしまってもおかしくない状態でもありました。

子どもを思う母親の姿

　そんな緊迫した状況の中で、患者さんと話す機会がもてました。残された時間がわずかなこと、呼吸不全が1両日中にあらわれることを予知した上での問診です。精神科医として何ができるのだろうか、考えながら患者さんと対面しました。

　ベッドに横たわっていた患者さんは息苦しそうではありましたが、穏やかな表情を浮かべていました。呼吸を整えながら、ゆっくり私に語りかけてきました。

「先生、世の中にこれほど苦しいことがあるのですね。私は自分の命が短いことがわかります。死ぬのは怖くない。でも、あの苦しさだけはもう二度と味わいたくない。先生、よろしくお願いいたします」

　私は言葉に詰まりました。患者さんの状態は悪化するのが目に見えています。ただ「はい」とうなずくのが精一杯でした。患者さんは、命を絞りだすように話しだしました。

「先生、もう1つお願いがあります。明日を命日にしないでください。明日は子どもの誕生日なんです。誕生日が母親の命日なんてかわいそうでしょう」

　穏やかな口調でしたが、彼女の真摯な想いが込められていました。

つい先ほどまで、呼吸困難に苦しんでいたのに……。この患者さんはいったいどんな人なんだろう。死を前にして、どうしてこんなことが言えるんだろう。死期を悟っていた患者さんは、人として一段高い次元にいるのだろうと感じたことを覚えています。

翌日は患者さんのお子さんの誕生日です。しかし、恐れていたことが起こってしまいました。夕方、呼吸困難は限界にまで達し、呼吸を楽にするための全ての治療が行われました。それでも、もう患者さんを苦しみから解放するためには、睡眠薬を点滴し、意識を落とすしかありませんでした。

患者さんは穏やかに深い眠りにつきました。ただ、まだそれは夕方のことです。今日を命日にしないためには、まだまだ時間がありました。

精神科医として、今まで培ってきた知識と経験を生かし、患者をサポートするにはどうすればよいのだろうか。考えた末、私ができたことは、たった1つ、患者さんに寄りそうことしかできませんでした。ただ側で見守ることしかできませんでした。お子さんの誕生日が命日になることはありませんでした。それは、医療の勝利ではありません。本人の強い意思が、病魔に打ち勝ったのです。

どんなに苦しくても家族を思いやる彼女の姿を、今も忘れることができません。

CASE 4

患者さんの心を救う本物の「心のケア」とは

Iさん（60代 女性）

● 終末期。
● 進行がんで全身に転移。

真摯な看護で患者さんの精神状態を安定へ導く

がん患者さんの心のケアに関するセミナーで、終了後に2人の若い看護師から相談を受けました。精神科医がいない病院にお勤めで、自分たちが行った心のケアが正しかったのかの相談でした。

「入院していた終末期のがん患者さんが精神的に苦しんでいたので、自分たちで考えながら必死に対応しましたが、全身状態が悪化し、亡くなってしまいました」

どのような看護を行ったのかを聴いてみると、患者さんの苦しみをやわらげるために話を聴き、身体のつらさをやわらげ、身の回りのことにきめ細かく対応していたそうです。

ご家族への連絡、相談、ケアも行っていたとのことでした。

死期が迫っている患者さんのために真摯に看護を行い、患者さんの精神症状は安定していたそうです。

どんなことをするのが心のケア?

「素晴らしい看護をしていたようですね。まったく問題ないと思います。患者さんもご家族も幸せだったと思いますすよ」

そう伝えると、彼女たちの表情はほっとやわらいできました。

「私たちの対応でよかったのですね。そう言われて、やっと少し安心することができました」

最近の医療現場では、精神面でのケアが重要視され、「心のケア」を行うことがしきりに求められています。しかし、「心のケア」とは具体的にはどんなことを示しているのでしょうか。

話をすること? 聴くこと? 精神科診断? 精神療法? 向精神薬の処方?

看護師たちは、患者さんに対して向精神薬を投与したわけでも、精神科の技法を用いてケアしたわけでもありません。それでも彼女たちの心のこもった対応で、患者さんの精神症状は安定することができたのです。

彼女たちが行ったことを想像してみると、患者さんと、ただただ真剣に向き合っていたことが浮かんできます。心からの共感と真摯な接し方が相手の心に響き、患者さんの精神状態をよりよい方向に導いたのです。その患者さんは、人生の最後に温かで、素晴らしいケアを受けることができて幸せだったことでしょう。

「心のケア」とは、このような見守る人たちの思いのこもった、真摯な行為の中にこそあるのだと思います。

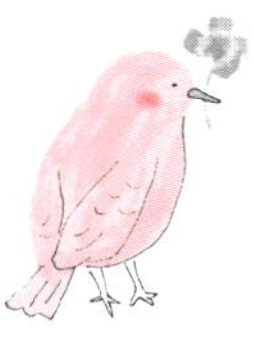

COLUMN 3 心のケアって何？

「うちのおばあちゃん、捨ててください」

精神科医になって間もない頃のこと。年老いた女性を連れた中年のご夫婦が発した言葉です。私は、驚愕しました。認知症を患った老母の世話が大変だと伝えたかったのでしょう。

おばあちゃんとよばれる患者さんは、「捨ててください」と言われても悲しげな表情を浮かべることもなく、ぼんやりと放心したままでした。４カ月前に転倒して肩の関節が外れ、医師からは「もう元には戻らない」と言われた左腕は全体が痛々しく腫れ上がっていました。明らかに、家族としてケアに取り組む気持ちもなく、「ほったらかし」の状態が目に見えていました。私は、このときの患者さんの表情を忘れることができません。

私たちが日常何気なく行っているケアや生活の援助の中には、効果がないものや不十分なものもあるでしょう。しかし、このおばあさんに会ってからというもの、表面上は何も変わっていないように見えても、患者さんの人生そのものを、よい方向へ変えていく働きが心のケアにはあると、考えるようになりました。そして実際に、患者さんの生活の質を左右する心のケアを提供することもできると考えています。

第4章

心と身体の症状 適応障害、うつ病、せん妄

がん患者さんが発症しやすい心の疾患には
主に３つのタイプがあります。
それぞれどのような特徴や症状、
治療法があるのでしょうか？

11

心の3大疾患と身体の症状

2週間以上続く心の病には治療が必要

がんの告知を受けたときや手術の前、抗がん剤の薬物療法を始めるとき、あるいは術後の再発や転移の不安を感じるときなど、患者さんの多くは恐怖感や孤立感などの気持ちの落ちこみが強まります。「適応障害」や「うつ症状」などを起こし、精神腫瘍科を受診する方も少なくありません。

がん患者さんの「適応障害」や「うつ症状」は、気の滅入りといった軽度の落ち込み状態ではなく、もっと苦しく、深い重度の落ち込みです。

息がつまり、呼吸ができないような苦しさや、逃げだしたいと思うほどのつらさ、悲しみに襲われます。絶望感や喪失感でいっぱいになり、出口が見つけられず、食べること、眠ることもできなくなります。

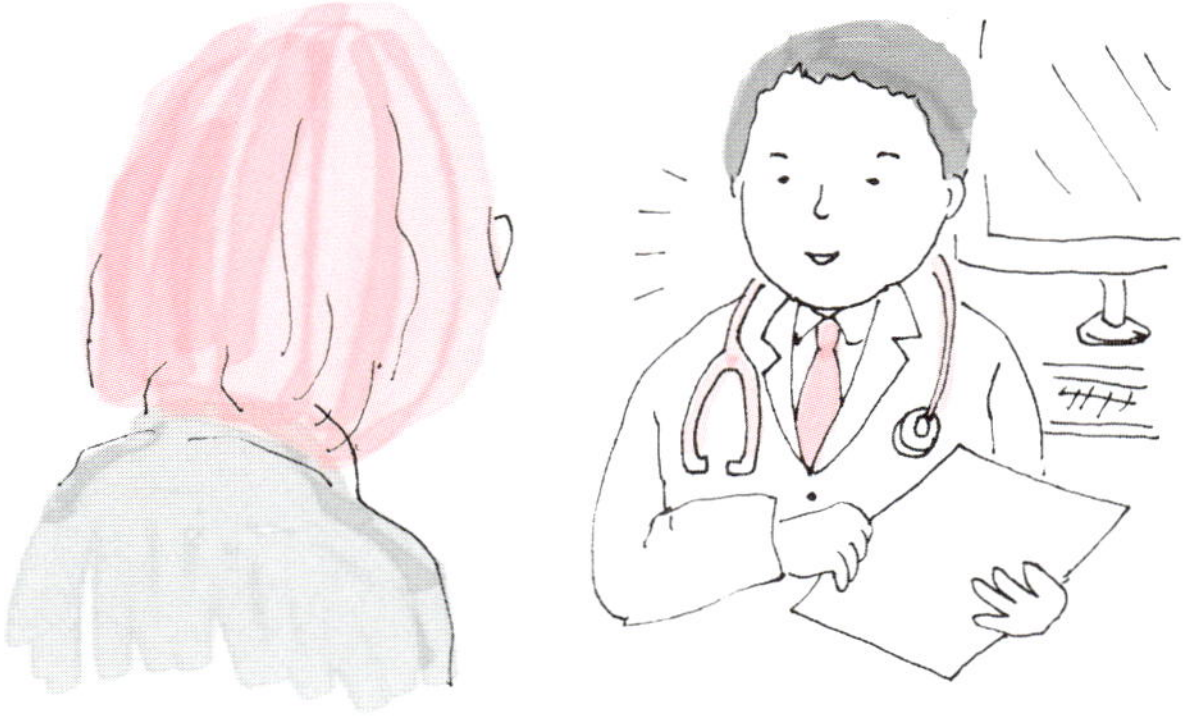

こうした状態が、悪い知らせを受けた後や手術の前後など、一時的に生じるのは当然のことです。

しかし、2週間以上もそのような状態が続く場合には、精神疾患としての治療が必要になります。日常生活にさまざまな支障を及ぼし、がん治療の妨げにもなるからです。

がん患者さんの2～4割ほどの人は、心の治療を必要としているといわれています。心を治療することで、がんの症状をやわらげ、治療に有効に働きかけることがあるのです。

これから、がん患者さんがかかりやすい心の3大疾患「適応障害」「うつ病」「せん妄」がどのような病気なのか、説明します。心の病といっても精神だけでなく、身体に症状があらわれたり、また、がんの症状に類似していて見極めが難しい場合もあります。それぞれの症状と、治療について詳しく説明しましょう。

12

適応障害の症状と治療法

「適応障害」とは

がんの告知や再発の知らせなど、強い心理的ストレスを受けたときに、想像しているよりも強い不安と抑うつがあらわれ、日常生活や仕事に明らかな支障をきたしてしまうことを「適応障害」といいます。たとえば、神経が過敏になり、過剰に心配性になったり、涙もろくなったり、怒りを激しくあらわし、攻撃的で乱暴になることがあります。不安や緊張が強いと動悸や息切れ、多汗といった症状がみられることもあります。また、「適応障害」は、ストレスの原因から離れると症状が改善することが大きな特徴です。

実際に「適応障害」の症状がみられた乳がん患者のAさんを例にあげながら、説明しましょう。

適応障害という診断

Aさんは、39歳のときに左胸のしこりを自覚。検査をすると、乳がんと診断されました。乳房切除を行い、リンパ節を切除して、転移の有無を検査する腋窩リンパ節廓清を受けました。術後には化学療法を行い、抗がん剤とホルモン剤を服用。

44歳のとき、腰部痛と腫瘍マーカー（がん細胞に反応する数値）の上昇が認められたため検査。リンパ節と骨への転移が確認され、再び抗がん剤治療が始まりました。

精神腫瘍科での初診時の印象は、真面目でとても穏やかな雰囲気でしたが、症状を語りだすと、口調は深刻で不安感が漂っていました。腫瘍マーカーの上昇前から腰痛があり、転移を疑ってはいたものの現実となってしまいつらいとのことでした。

再発・転移、死に対する不安感、抑うつ、孤独感などが認められ、小さいお子さんの教育がまだ十分ではないという焦燥感と悲しみが強く感じられました。

Aさんの場合、不安、抑うつといった症状は、乳がんの再発が認められた後からあらわれており、うつ病を疑うほかの精神・身体症状が認められなかったため、「適応障害」と診断しました。

治療方針の決定とその後の経過

Aさんは腫瘍内科担当医が今後の治療に影響しないように配慮し、精神腫瘍科併診となりました。再発による不安・抑うつが症状の主体なので、不安感に対しては、後から詳しく説明しますが、「支持的精神療法」で対応することにしました。お子さんの教育や子育てに対しての不安は、話しを聴き、共に問題解決の方法を探るという方針で治療に臨み、薬物療法は行わずに経過を診ることにしました。

診察当初は「残された時間」を思い、あせりの感情が強かったのですが、3カ月ほど経つと「まだ時間がある。できることをしよう」という気持ちの変化が見られるようになりました。同時に子どもに対する接し方にも少しずつ余裕が見られるようになりました。

不安感はあっても、それによって生活に支障をきたすことはなく、子どもに対してもしっかり接するようになり、精神は落ち着きを取り戻しました。

がんが再発すると精神的なショックはかなり大きく、日常生活に支障をきたすことも少なくありません。医療者側は落ち着いて患者さんの悩みに共感を示すことで、患者さんの不安感や孤立感を軽減し、心の安定を図ることができます。

「支持的精神療法」とは？

悩みを聴き、共感することで、患者さんの不安を軽減させるのが「支持的精神療法」です。患者さんは抱えている心の悩みを医師に話し、共感を示してもらうことで、安心感が得られます。医師と心の共有を繰り返し持つことで、少しずつ生きる意欲と明るさを蘇らせていくのです。

「適応障害」は、精神腫瘍科の力を最も発揮できる分野といってよいでしょう。しかし、その治療はすぐに解決できることは少なく、容易ではありません。患者さんが直面している心の苦しみに対して、どのようにしたらよいのか、さまざまな提案をまじえながら向き合っていきます。

とは言っても、ときには病気のこと、家族のこと、仕事のことなどの話に耳を傾けるしかできない場合もあります。精神科医にできることは「悲しみの場に共にいること」のみ、ということもあるのです。

医師として無力感を覚えることもありますが、「支持的精神療法」と呼ばれるこの方法は不安や悩みを抱える患者さんにとって、とても有効な治療法なのです。

治療で気を付けていること

ご家族から「どのように接したらよいのか」とよく質問されます。「今までどおり、同じように接してください」、そして「決して励まさないでください」とお伝えしています。治療では「励ます」「〜すべきだ」「頑張れ」ということだけはしません。精一杯生きている人に、何をこれ以上「頑張れ」と言う必要があるのでしょう。

「〜すべきだ」といった確定的な発言は、自分でコントロールできない病気とたたかっている患者さんの無力感を増大させてしまいます。また、それまで築いてきた関係を壊しかねません。解決できる絶対的な方法が見つからないときは、患者さんがくじけてしまわないように支えることが大切で、これが治療の中心になります。自分の考えを押しつけたり、患者さんの考えを批判することはしません。苦痛に焦点をあてて、患者さんの回復をあせらず待つのです。

なんとも曖昧でぼんやりとしていますが、心の関係においてはこの「曖昧さ」が大切な意味を持ち、よい作用をもたらします。ただ「そばにいる」という対応でも、患者さんにはしっかり受け止められているという安心感をもたらすことがあるのです。

13

うつ病の症状と治療法

うつ病とはどんな心の病気？

だれもが気持ちが落ち込むことはありますが、人には2週間ほどで立ち直り、新しいことに向かっていける能力がそなわっています。

しかし「うつ病」になると、気持ちの落ち込みがいつまでも改善されず、新しいことに対する関心や興味が持てない状態が続きます。集中力はなく、自責感が強くなり、さらに不眠や食欲不振、体重減少、全身倦怠感などの身体症状が加わります。患者さんは、しばしば「消えてしまいたい」「このまま目が覚めなければ……」と訴えることもあります。

一見、「うつ病」はわかりやすそうですが、身体症状と精神症状が入り混じり、診断は容易ではありません。とくに、がん患者さんの場合は、がんの進行による全身の倦怠感と重なり、見分けがつきにくいことがあります。ほかにも、インターフェロンやステロイドなどといった薬剤によって誘発されるうつ症状もあり、なおさら複雑です。

終末期のがん患者さんでは、全身の状態が悪化していることや自分の生命が危機的な状況にあること、身体に痛みがあること、ソーシャルサポートが得にくい状況にあることなど、さまざまな要因が重なり、「うつ病」を発症することが多いとされています。

うつ病の検査と診断

うつ病の診断は、どのような症状が出ているのか、問診で確認します。

また、痛みの有無やインターフェロン、ステロイド等の薬剤使用の有無、画像診断による脳器質性精神障害の鑑別診断なども行うことがあります。抑うつ気分や興味・意欲の低下など精神的な症状を主とした診断は比較的容易ですが、「うつ病」は不眠や食欲不振など身体症状を主に訴えることが多く、その場合は身体症状と判断されて、見過ごされてしまうことがあります。中には診断基準を満たしていなくても、生きる意欲がなく、治療の妨げになると判断した場合は治療を開始することがあります。

うつ病と診断された場合は、次の鑑別診断を行うことが重要です。

鑑別診断

認知症

うつ病患者で思考抑制・制止が強い場合は、思考力が鈍くなったように見えることがあり、認知症のような症状をあらわす、うつ病仮面性認知症と呼ばれる状態を呈します。認知症では、記憶障害が常時あらわれるため識別が可能です。

器質性うつ病

原因としては脳転移や脳全体に放射線をあてる全脳照射、抗がん剤やステロイドなどの薬剤性の場合などがあります。原因を除去できればよいのですが、病状によっては困難な場合もあります。

適応障害（不安と抑うつを伴うもの）

ストレスに対して過剰に反応し、社会的、職業的障害も同時に生じます。うつ病に見られるほかの症状が軽いことで、鑑別は可能です。

せん妄

初期にはうつや適応障害のような感情面での障害のように見えることがありますが、意識障害があることで鑑別できます。

死別反応

がんの診断や再発に伴って生じる正常な反応であり、悲しみ、不眠、食欲減退、体重減少といった特徴があります。しかし、興味の喪失や意欲の減退、集中困難、社会的・職業的な障害を伴わないことで鑑別できます。

「うつ病」の診断基準DSM－5（米国精神医学会基準）

「うつ病」の診断基準としては、DSM－5（米国精神医学会基準）、ICD－10（国際疾病分類）などが標準的に使われています。私は、DSM－5を用いて診断しており、その基準は9項目に分けられています。

この9項目で中心になる「うつ病」の症状は、①の抑うつ気分と、②の興味・喜びの著しい減退です。うつ病の診断にはこの2つのうち1つは必須です。さらに、ほかの5項目が同時に2週以上続いていること、それらの症状によって日常生活に支障があること、薬剤や身体疾患などによる影響がないことが挙げられます。

「うつ病」は一般的に心の病とされていますが、病態は心の症状だけでなく身体症状も伴い、日常生活が送れなくなってしまうものです。抑うつ気分や罪責感、意欲の低下があるほかに、睡眠障害、死にたい願望などがうつの病態の特徴です。

私たち精神科医は心の状態を診ますが、同時に身体の状態も丁寧に診察し、総合的に判断します。

さらに、がん患者さんの場合は、がんの進行や手術、放射線治療などによる痛みの有

うつ病と主な症状

❶ 抑うつ気分	1日のほとんどを憂鬱に感じたり、落ちこんで過ごすことが毎日のようにある。そんな状態が2週間以上続いている。
❷ 興味・喜びの著しい減退	ほとんどのことに興味が持てず、今まで楽しんでいたことが、楽しく感じられない。そんな状態が2週間以上続いている。
❸ 食欲低下、体重減少	体重が5％以上減ったり、食欲がない状態が毎日のように続いている。
❹ 睡眠障害	眠れない日が毎日のように続いている。
❺ 精神運動抑制、焦燥感	ほかの人に指摘されるほど、ソワソワして落ち着かなかったり、普段に比べて話し方や動作が遅いことが毎日のように続く。
❻ 倦怠感、気力の低下	気力がなく、疲れた状態が毎日のように続く。
❼ 無価値観、罪業感	自分自身、価値がないと感じたり、過去の出来事に後悔の念を毎日のように持つ。
❽ 思考・集中・決断力の低下	考えることや集中することを難しく感じたり、日常のことですら、決断することが難しい。そんな状態が毎日のように続く。
❾ 希死念慮	物事がうまく進まず、死ぬことを考えたり、死んでしまったほうがましだと思うことがある。

診断のためには

・❶❷のどちらかは必須
・9項目中5項目が同時に2週間以上続き、日常生活に支障がある
・薬物や身体疾患による影響がない

無、薬剤投与によるうつ症状の誘発、⑨の死についての反復思考等について聴き取りをし、検討しています。

うつ病の治療に有効な薬物治療

うつ病治療は「薬物療法」に、「精神療法」を加えることが基本です。

「薬物療法」としては、軽度の場合には、抗不安薬の一種アルプラゾラムが用いられ、中程度以上の場合は、抗うつ剤を使用するのが一般的です。

がん患者さんは、手術、抗がん剤・放射線治療を行っていることが多く、体力の低下が見られることが多いので、薬剤の副作用が出やすいものです。薬物療法を行う際は、副作用で起こりやすい腸閉塞や意識障害に注意しながら薬剤を選択します。

脳内への神経伝達物質セロトニンの働きを改善する、セロトニン再取り込み阻害薬（ＳＳＲＩ）のパロキセチン、セルトラリンなどや、セロトニン・ノルアドレナリン再取り込み阻害薬（ＳＮＲＩ）のデュロキセチン、ノルアドレナリン作動性・特異的セロトニン作動性抗うつ薬（ＮａＳＳＡ）であるミルタザピンは副作用が少なく、使用しやすい薬剤です。経口服薬ができない場合はクロミプラミンの点滴が使用されますが、意識障害や腸閉塞といった副作用の心配があるので注意してください。

抗うつ薬の効果は、即効性はなく2週目以降に出てきます。そのため、最初は睡眠導入薬も投与し、睡眠の改善を図ります。睡眠がとれるようになると、食欲が出てきて、気分が持ち直してきます。

患者さんには睡眠が改善されてきた時点で「薬が効いてきましたね」「これからもっとよくなってきますよ」と説明します。中には、「睡眠薬は効くけど、抗うつ剤の効果は感じないからやめたい」という人がいます。しかし不眠の原因はうつなので、根本治療をしないと治ったとは言えません。抗うつ薬は、服用して安静にしていると徐々に症状が改善し、「気がついたらよくなっている」という性質です。副作用が少なく安全ですが、SSRIやSNRIの服用をはじめた1週間弱の患者さんに、吐き気があらわれることがあります。しかし、そのまま服用を続けていれば、症状は落ち着きます。

がん患者さんは、治療のために薬剤を数種類服用していることが多いため、飲み合わせを気にされる方が多くいます。薬物の相互作用について注意しながら処方していますので、その点はご安心ください。

14

「安静」と歪んだ認知を正す「認知療法」

服薬と同じ働きをする心のケア

うつ病は「脳が疲れた状態」のため、はじめは脳を休ませる「安静」が必要です。脳をしっかり休ませないと不眠や抑うつなどの諸症状が悪化することさえあります。症状が安定するまでは、リハビリテーションさえも減らしたほうがいいでしょう。

そして最も気を付けて欲しいのが、睡眠や食事がとれて気分もよくなり、快復してきたときです。「動けるようになったから、もういいのでは？」と思われがちですが、疲

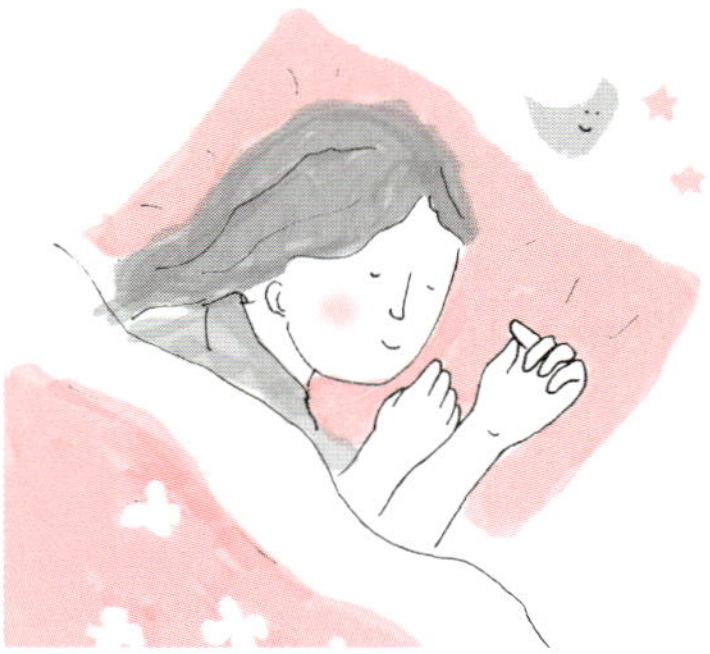

れない程度の活動以外は「安静」にするように患者さんに伝えています。体力の低下を気にされる患者さんには、「家の近所を5分くらいなら散歩してもいいですよ」と言っています。とにかく「安静」が大切なのです。無理をして動くと、逆に動けなくなる人も多いのです。

また、うつ病の治療には「認知療法」があります。うつ病の患者さんは、よく「もう自分はだめだ」「悪いことばかりで、よくなるはずがない」といった、否定的な認知にとらわれることがあります。過剰に自分の能力を低く見たり、過度に自分を責めたり、他人の気持ちを深読みしてマイナスにとらえる一種の被害妄想のような感情を持つこともあります。また、「何をしてもどうせだめだ」とあきらめ、未来を前向きに考えることができないところもあります。

そんなときは悩みに一緒に向き合い、その認識が本当に合っているのか、なにか改善する方法はないのか、話し合うことで患者さんの歪んだ認知を修正します。そして、バランスのとれた考え方と前向きな行動を身に付けられるように手助けするのです。同じ体験をしても、それをどのように受け止め考えるかで、気持ちはだいぶ変わってきます。考えをしなやかにすることで気持ちも軽くなり、ストレスを改善する助けになるのです。

CASE 5

うつ病の治療で生活の質が上がる

Fさん（50代 女性）

● 子宮頸がん。

● 大動脈周囲リンパ節に転移。放射線治療を行うが、肺と縦隔に転移。緩和ケア病棟に入院後、精神腫瘍科を受診。

がんの進行に隠れていたうつ病の症状

他院で行った検診で子宮頸がんが見つかったものの、恐怖心から治療が受けられず、そのまま放置してしまったFさん。症状がひどくなり、ようやく1年後にほかの病院を再受診しました。すると、やはり病気はかなり進行していました。さっそく放射線治療を開始しましたが、大動脈リンパ節に転移し、さらに放射線治療をするものの肺と縦隔に転移が認められました。これ以上の治療は困難で、うちの緩和ケア病棟に入院することになったのです。

入院時の診察所見では、1日中ぼんやりとベッドの上で過ごし、食欲はまったくなく、

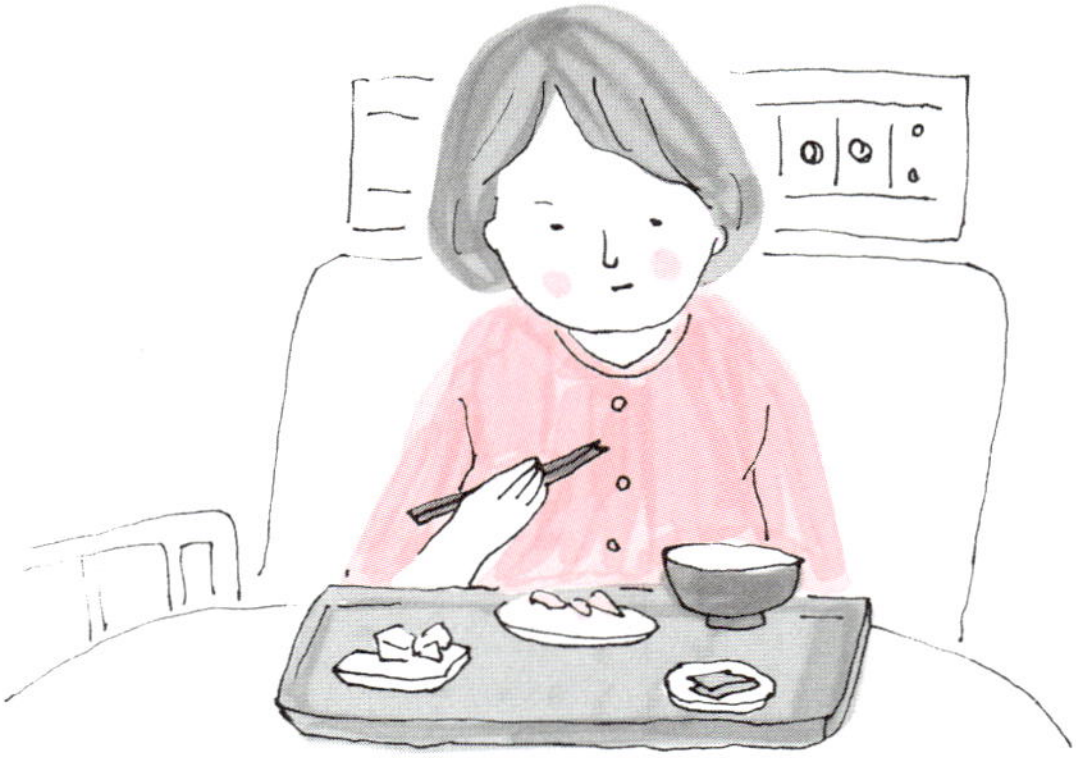

胸部に圧迫感や強い違和感がある胸部苦悶感の訴えがありました。検査データでは低蛋白血症、腎機能不全が認められ、画像所見では骨盤腔に再発腫瘍、水腎症、肺転移、胸水が見られました。がんの進行によって全身の衰弱がみられることから、予後は短いとの予想でした。

しかし胸部症状の訴えが不安定で、臨床所見と合わないことから、がんによる身体症状だけでなく、うつ病が疑われました。診察時に「気分はいかがですか？　滅入ってないですか」と聴いたところ、Fさんはかすかな声で「滅入っている」と応えてくれました。さらに診察を進めると、抑うつ気分、興味の低下、全身倦怠感、食欲不振、不眠、集中力の低下が認められました。うつ病の診断基準とされる米国診断精神医学会基準である「DSM-5診断基準」に照らし合わせて、うつ病と診断しました。

ベッドから起き上がれるほど回復

Fさんには、病気がストレスになりうつ病を発症していること、多くの患者さんに見られる症状であること、薬物療法が有効であることなどを説明しました。そして、セロトニン再取り込み阻害薬（ＳＳＲＩ）の抗うつ剤、パロキセチン10mgを投与したところ、1週間後には胸部苦悶感の訴えはなくなりました。

2週目に入る頃には、食欲の回復、不眠の解消が見られ、ベッドから起き上がれるまでになりました。ご家族と会話もできるようになり、日常生活の質が向上したのです。ＡＤＬ（日常生活動作）も上昇し、気持ちも体調の面でも余裕が生まれ、表情に明るさが戻ってきました。

終末期には、約2割の患者さんにうつ病が見られることが知られています。その時期は身体症状と混同しやすいのですが、適切な治療を行うことで、精神や身体症状が改善されます。生活の質（ＱＯＬ）も改善され、より負担の少ない生活を送ることができるのです。

Fさんは全身衰弱で厳しい状態で入院しましたが、うつ病の治療をすることで不安や悲しみがやわらぎ、おだやかにご家族と生活を共にすることができるようになりました。

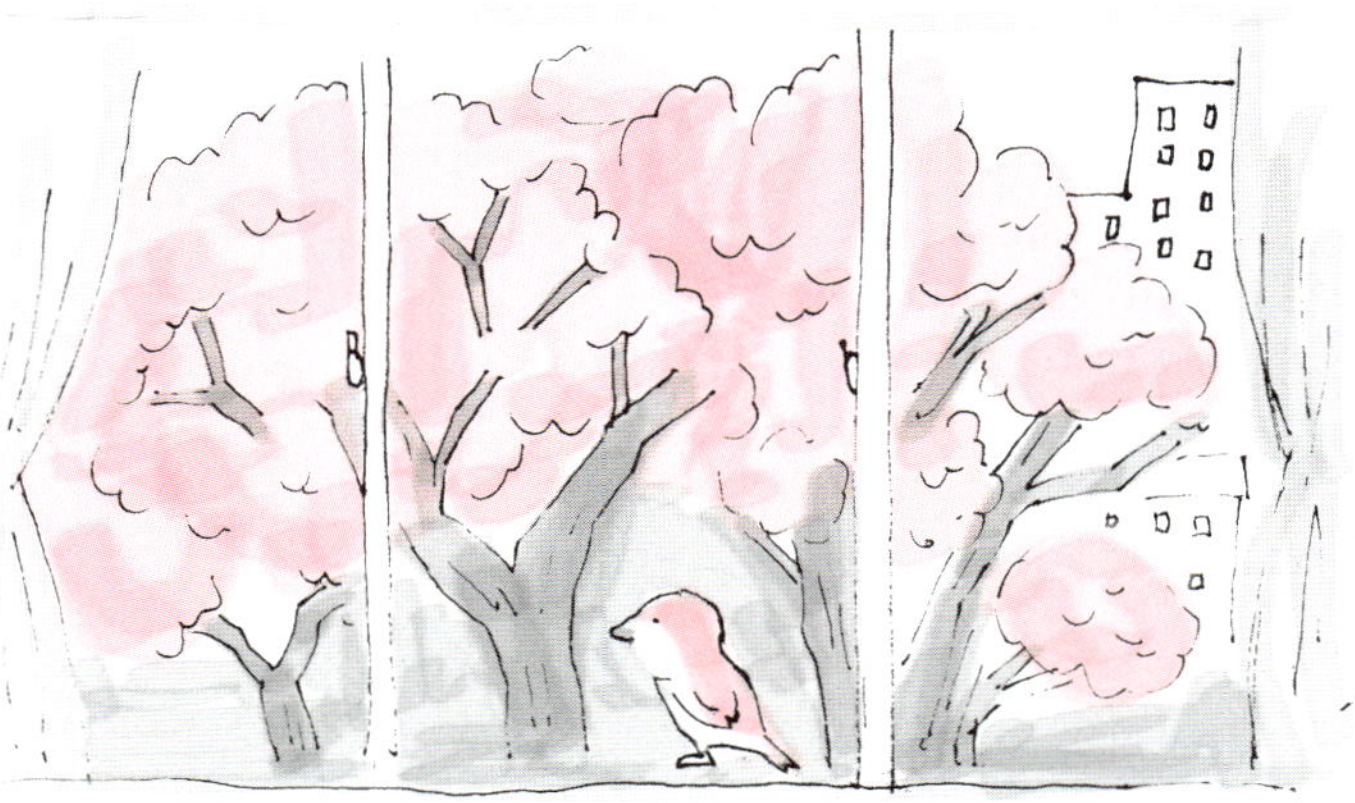

経過はあせらず安静を保つことが大切

抗うつ剤を投与し安静にしていれば、２週間前後でまずは睡眠が改善されるようになります。この段階では身体のだるさや意欲の低下などは残っていますが、遅れて回復してきます。とにかくゆっくり脳と身体を休ませ、あせらないことが肝心です。

活動性が戻ってくると、快復を急ぐあまり、無理をして動いたり、リハビリテーションを始めたいと希望する患者さんがいます。でも、開始時期は担当医とよく相談して決めてください。ここで無理をすると、うつ病の症状をぶり返してしまうことがあります。患者さんの時間を有効に使うためにも、「安静と行動のバランス」を大切にしてください。元気を取り戻すためには、活動よりゆったりとした休息が欠かせません。

CASE 6

「うつ病」の診断とその経過

Aさん（30代 女性）

- 病名：急性リンパ性白血病。
- 病前性格：明朗、活発。
- 受診理由：急性リンパ性白血病を発症後、抗がん剤治療を行う。3年後、職場へ復帰。4年後、再発、骨髄移植。6年後、体調が優れず、精神腫瘍科を受診。

❷ 初診の所見　❶ 初診時

①本人の話

骨髄移植後1年が経過し、気分が落ち込み始めた。「1年後には元気になると思っていた。まわりの人は元気なのに、なぜ自分だけ……」と周囲との落差を感じ、骨髄提供ドナーに対して申し訳ない気持ちになる。

②初診の整理

身体症状
- **体がだるい**
（移植後だから仕方ない？）

精神症状
- **眠れない**
- **気分が落ち込む**
- **意欲がない**
- **頭の回転が鈍くなった**
- **集中できなくなった**

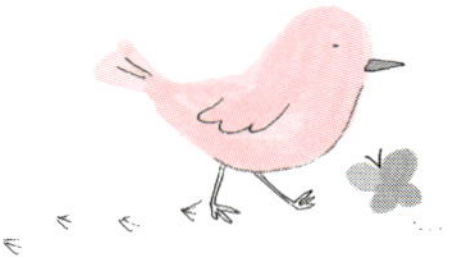

④患者さんへの説明

1）うつ病であること
2）服薬の必要性
3）休養の必要性

※処方：セルトラリン25mg
（1×就寝前）

③診断の目安

うつ病の診断9項目（抑うつ気分、興味・喜びの著しい減退、睡眠障害、食欲低下、焦燥感・制止、倦怠感、自責感、思考、集中力の低下、希死念慮）のうち、5項目以上が2週間認められる。

⑤診断後の経過

- うつ病の診断に該当、うつ病の治療開始
- 1～2週間後　身体が少し軽くなる
- 10カ月後　精神・身体症状が回復。復帰訓練を開始
- 12カ月後　社会復帰を果たす

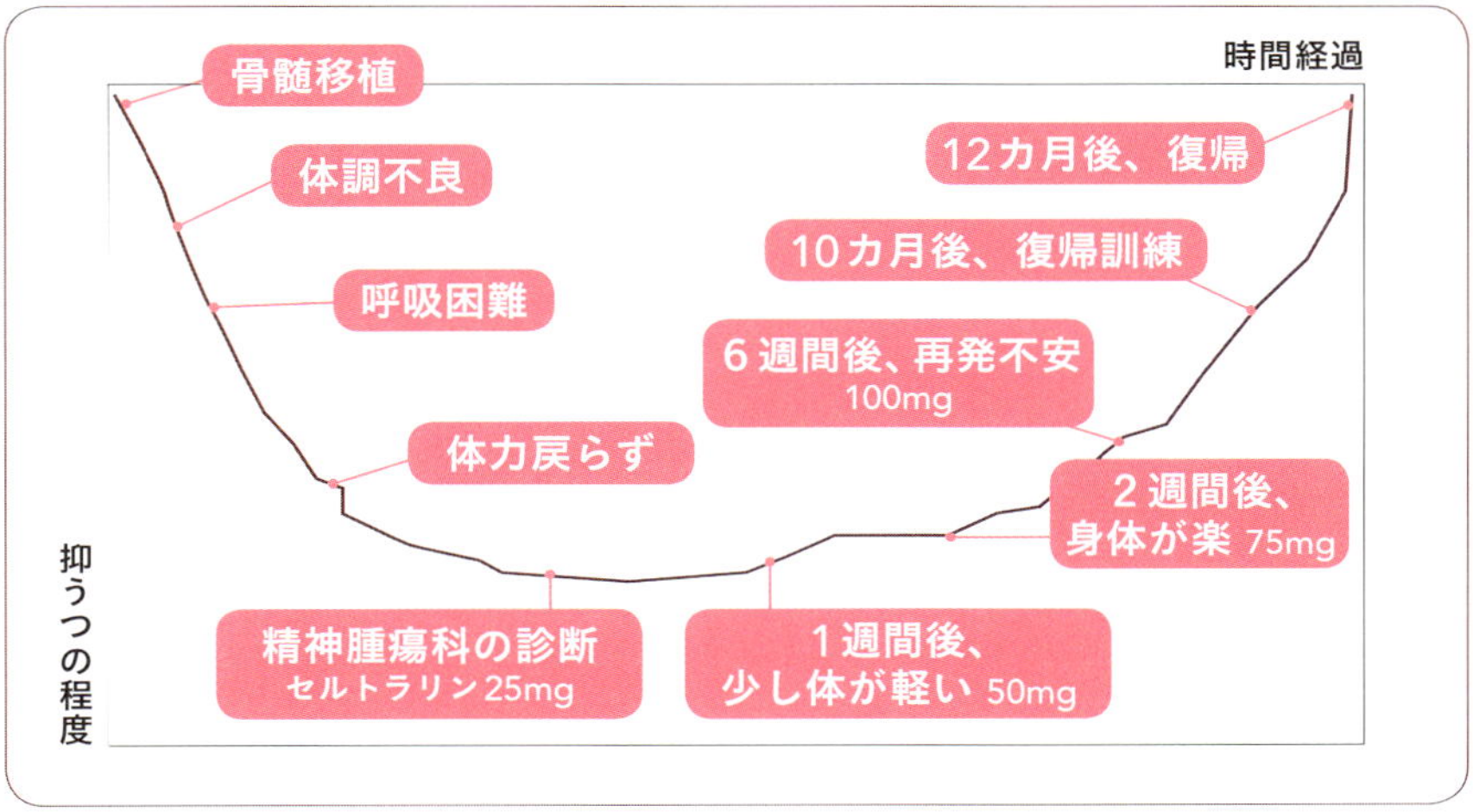

CASE 7

患者さんの「否認」ケア

Bさん（60代 女性）

- 病名：すい臓がん。
- 病前性格：まじめで勤勉な性格。
- 受診理由：がんの手術から1年後、肝臓に転移し、再発。この頃から民間療法を開始し、月20万出費。家族の説得に耳を貸さず、精神腫瘍科を受診。

Ⅰ 初診時

①本人の話

民間療法の資料を持参し、「がん細胞が消えた人がいる」と熱心に話しだす。「先生方には、これの効果がわからないんです！」と、人の意見を聞き入れる様子がない。

①ご家族の話

がん手術後は普通に生活していたが、再発の告知後、人が変わり、怒りっぽくなり、周囲に耳を貸さなくなった。「年金は、民間療法の薬代に消え、もう数百万円も使いました」と途方にくれた様子。「本人は、現状を理解しようとしないし、どう接していけばよいのでしょう」と相談を受ける。

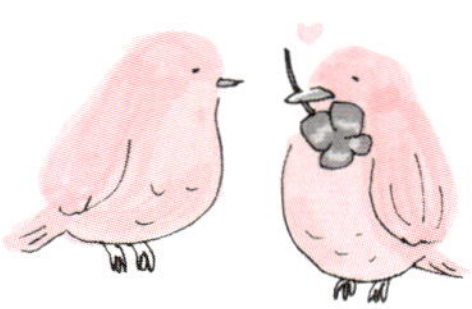

否認症状が消える ← **③回復** ← **② 診断・アドバイス**

③診断後の経過

- 1カ月後
  周囲がおだやかに接することで、民間療法が絶対とは言わなくなる。
- 2カ月後
  「効果がないこともあるな」と、冷静な判断力を取り戻す。
- 3カ月後
  民間療法のことを話さなくなる。
- 6カ月後
  民間療法へのこだわりが消え、平穏に過ごす。

【結果】
がんの再発により「否認」症状が出たが、周囲が温かく見守ることで、少しずつ反発が薄らいでいった。

②ご家族への説明

- 患者さんに「否認」が認められることを伝える。
- 診断結果や今度の治療に関心を示さないのは「否認」のあらわれ。
- 民間療法へのこだわりは、深刻な事態からの逃避や回避の一種。
- 民間療法の話は、肯定も否定もせず、しばらく様子を見ましょうと指示をだす。

「否認」ケアの原則

❶家族の訴えを聴く。
❷「否認」の原因と経過を説明する。
❸関係性を壊さないようおだやかな対応を図る。
❹「患者さんが間違っている」と、医師が患者さんに向かって感情をだす、逆転移が起こらないように注意する。

否認とは

不安や悲しみから自分を守るため、無意識の働きにより、なかったことにしてしまうこと。視界に入っているが見えていない、聞いているが理解していない、知っているはずが覚えていないなど、現実や体験を存在しなかったことにすること。

CASE 8

患者さんの怒りのケア

Bさん（60代 女性）

- 病名：胃がん。
- 病前性格：まじめで堅実、几帳面でおだやかな性格。
- 受診理由：胃がんの診断を受け全摘術を施行。2年後、腹膜に再発で休職。この頃から病院内でも怒り出すことが多くなり、精神腫瘍科と併診となる。

Ⅰ初診時

①ご家族の話

- ご主人の話によると、Bさんはおだやかな性格だったが、がんになってからはイライラすることが多くなった。さらに、再発後は怒りが頻発するようになり、「家で一緒にいるのがつらい」と話す。
- 再発後、腸閉塞で入院をしたが、怒りの様子は変わらず、担当医や看護師も疲労気味で、転院も考えたという。

①本人の話（その1）

- 患者さんと向き合い、体調を尋ねると、「気分が重い。結婚生活35年で、これから夫婦2人で老後を……という矢先に胃がんになり、手術しても再発。夫に何もしてあげられず、不安がつのるばかりです」と話をしてくれた。

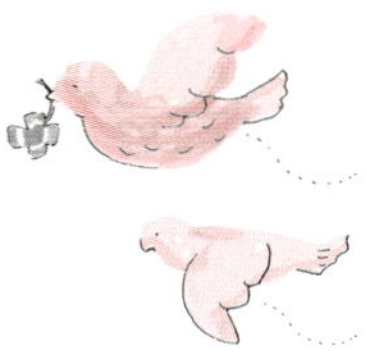

怒り症状が消える ← ③回復　②診療

③その後の経過

- その後、院内での怒りの表出が少なくなる。
- 退院後、家での生活でも怒りを表すことはなくなり、おだやかに過ごしている。

②本人の話（その2）

- さらに、話を落ち着いて聴くと、「話を聴いてくれてありがとう」と安堵される。

【結果】

- 「話を聴いてくれてありがとう」の言葉は、自分のつらさを他人のせいにすることをやめて、そのつらさを受け止めたことを表している。

怒りの原因

- Bさんのケースでは、①がんの告知→②がんの治療→ ③再発→ ④休職と、負の結果が喪失を大きくしていた。
- 告知の際に、「検診を受けておけばよかった」と、辛く感じた気持ちを、「なぜ治してくれないんだ！」と医者に向けることで、一時的につらさを解消（置き換えの防衛機制）している。

怒りへの対応

❶ 怒りに振り回されず、患者さんの話を落ち着いて聴く。
❷ 患者さんの「置き換え」に気づく。
❸ 論理的に対応しない。
❹ 怒りの奥にある本質、喪失感の理由に焦点をあてる。
❺ 相手に陰性感情（怒り、悲しみなどのマイナスの感情）を抱いていないか注意する。

15

終末期になりやすい「せん妄」とは

「せん妄」の主な症状

以前は普通に暮らしていた人が、急にぼんやりしてしまう。そんな症状を「せん妄」といいます。

病棟で仕事をしていると、「先生！　点滴の管をはさみで切ってしまう患者さんがいます」「夜、患者さんが大声で騒いでいます！」と、看護師や担当医に呼ばれることがよくあります。患者さんの部屋へ行ってみると患者さんはぼんやりとしていて、自分が入院していることさえ、わかっていないようでした。

一体どうしてこんなことになるのでしょうか。

「せん妄」とは、さまざまな原因により、脳の機能が低下する「急性脳機能不全」といった状態で、軽い意識障害の一種です。日常臨床の現場でよく見られる症状で、とくに終末期のがん患者さんによくあらわれるものです。終末期のがん患者さんで、緩和ケア病棟入院患者の28〜44％、死亡直前患者の68〜88％に見られるとの報告があります。

症状としては意識レベルの低下、注意・集中力・知覚・記銘・記憶の低下、精神運動障害、情緒障害、睡眠覚醒サイクル障害などがあげられます。

日付や時間、自分の居場所がどこかという感覚がなく、周囲に対しての注意や関心も薄れます。そのため大声で騒いだり、ほかの人に迷惑をかけるような行動をとってしまい、申し訳ないと思う気持ちも起きません。人によっては、まったく覚えていないということもあるのです。

こうした症状は急性期、またはその後の病状が安定した時期に発症し、症状があらわれたかと思うと消失する特徴があります。初期症状は不安、抑うつ、怒り、精神病などの症状と類似し、症状が２、３日続き、明らかなせん妄症状へと移ります。意識レベルの低下は時間や方向感覚などが失われる見当識障害が主であり、昏睡のような深い意識障害は伴いません。

「せん妄」をきたしやすい原因

脳が正常な機能を保つために、必要な範囲から外れてしまったときに起こる現象が「せん妄」です。

「せん妄」を起こしやすい原因として、脳に異常がある場合や身体的異常が脳に影響を与える場合、または薬剤投与や環境調整など、医学的処置によるものがあります。個人の因子としては、高齢、せん妄の既往歴、薬物・アルコール依存の既往歴、認知障害などがあげられます。

このほか、がんとは別の重篤な合併症を起こしていることでも起こります。脳梗塞・脳出血の既往がある人、衰弱している人がきたしやすいといわれています。

また終末期のがん患者さんは、病状の進行によって血中カルシウム値の上昇や食欲不振による栄養不良、水分補給不足による脱水などを起こしやすく、それも危険因子となります。がん患者さんは症状をやわらげるために、鎮痛剤や睡眠剤などの薬剤を服用していることが多く、その薬剤によってもせん妄の症状が出ることもあります。

せん妄を起こす可能性がある薬剤は、脳の興奮を抑える抗不安薬ベンゾジアゼピン系薬

せん妄の主な原因と症状

原因	•薬剤　•脱水　•感染症　•他疾患　•痛み •手術のストレス　•入院による環境の変化
症状	•注意が払えない　•会話についていけない •質問されても、まとめに返答できない •自分のいる場所、時間がわからない •判断がつけられない •重要な事実が思いだせない

剤や、モルヒネをはじめとしたオピオイド、抗コリン作用を有する薬剤などがあげられます。

環境によるものとしては、入院といった新しい環境や活動性の低下、聴覚、視覚の低下などがあります。

せん妄患者さんを対象にした調査によると、せん妄を誘発する原因となる因子は複数個存在し、平均して2〜6個あったとの報告があります。原因は複数個あることを念頭におき、原因を考える必要があります。

せん妄の検査と診断

「せん妄」は、さまざまな原因による脳の機能障害です。疑われる症状があれば、検査をする必要があります。

「せん妄」を引き起こす一番の原因は、薬剤の投与といわれています。そのため、薬剤の投与を開始した日と、症状があらわれた日やその後の時間経過について必ず把握しておく必要があり、それぞれの時期から原因を判断します。そして、疑われる薬剤があれば、減量したり中止します。とくに「せん妄」を起こしやすい薬剤を投与する際は、注意が必要です。

がん患者さんでは、ほかに高カルシウム血症によるせん妄も多く見られるため、血清カルシウム値は常にチェックするようにしています。

「せん妄」の診断は、意識レベルの低下が認められ、付随してさまざまな精神症状があらわれている場合は診断が容易です。しかし、興奮や落ち着きのなさが特徴的な「過活動型せん妄」に比べて、眠気や活動低下が症状の主である「低活動型せん妄」の場合は、見逃されることが多いので注意深く観察していきます。

せん妄の分類

「せん妄」は、「過活動型」と「低活動型」に分類されます。

「過活動型せん妄」は幻覚、妄想、焦燥感、失見当が中心で、「低活動型せん妄」は混乱、鎮静が主症状です。さまざまな臨床症状をあらわす「せん妄」は、臨床現場では見落とされる率が高い病態で、その割合は約3～6割といわれています。

「せん妄」の症状は動揺性であり、診断が難しいことがあります。あるときは患者さんの意識レベルが低下していたために、「せん妄」が疑われたとしても、別の日には意識レベルの低下が見られず「この患者さんは、せん妄ではない」と判断されることがあります。このような場合は経過を見て、意識の低下があるようなら、「せん妄」と判断することが妥当です。

「せん妄」というと、アルコール離脱症状のひとつである「振戦せん妄」や幻覚、妄想、精神運動興奮等があらわれる「過活動型せん妄」に目がいきがちで、診断も容易です。しかし、幻覚や妄想によって暴れるといった目立った行動を起こさない「低活動型せん妄」は見逃しやすいので、注意して観察することが大切です。

認知症とせん妄の鑑別診断

認知機能の低下を伴う点で、「認知症」と「せん妄」は共通しているといえます。

しかし認知症の場合は、発症経過がゆるやかで数カ月から数年、元には戻らないことがせん妄とは異なります。ご家族や主な介護者から、入院前の患者さんの生活状況について聴くことが鑑別に役立ちます。

認知症の患者さんの場合、通常意識レベルの低下は伴いませんが、入院による環境の変化等でせん妄を起こしやすくなります。「認知症とせん妄の合併例」もあるので注意が必要です。

抑うつ症状は、せん妄患者さんに共通して見られます。抑うつといって併診を受けた人のうち約4割がせん妄であったとの報告があり、臨床的に鑑別が困難なこともあります。せん妄患者さんをうつとして治療を行うと、逆にせん妄を悪化させてしまうことがあるため、精神科における鑑別診断を行うことが大切です。

治療に効果的な「環境調整」について

せん妄の治療は病気を引き起こしている回復可能な原因を探し、発見し、除去または軽減し、「合併症」の予防を行うことが大切です。

主な治療は以下の通りです。

- 原因の除去と合併症の予防は同時に行う。
- 原因検索中にも意識レベルを回復させるための治療的介入は必要。
- 環境調整および、必要な場合には「薬物療法」を行う。
- 終末期患者さんでせん妄を生じている場合は全身症状、合併症、予後の状態を見て慎重に検討して治療決定を行う。

また、せん妄の治療では感覚遮断がせん妄の誘発因子となってしまうことから、治療のためには「環境調整」も必要です。「環境調整」は患者さんの感覚に対して環境を整え、適切な刺激を保つことで意識レベルを悪化させないことが目的です。

- 不必要な刺激を避けるために病室を個室に移す。
- 部屋には余計な物を置かないようにする。

なんと、これだけで患者さんが妄想的になることを防ぐ効果があります。

さらに、患者さんに話しかけるときには明瞭で簡潔な言葉を使い、理解しやすいように努めることを心がけてください。

環境の整え方

- 病室をなるべく個室にして、不適切な刺激を避ける。
- 不必要な刺激を避けるため、病室に不要な物を置かない。
- 見当識障害を予防するために、見やすいカレンダーや時計を部屋に置く。
- 慣れ親しんだ物や家族の写真などを部屋に置く。
- 視覚刺激を与えるため、夜間も同様に、部屋の明るさは40～60Wを保つ。
- 適当な音楽をかけて感覚を刺激する。
- 室温は、全身状態を見ながら、通常より低めの室温（22～23度）にする。
（病院内では温度設定が難しい場合があります）

せん妄患者と家族のケア

急につじつまの合わない会話を始めたり、ベッドの上で立ち上がったり転倒したり、家族や医療スタッフの話にまったく耳を貸さず興奮して叫びだしたり……。

せん妄の主な原因と症状

過活動型せん妄	低活動型せん妄
・イライラする ・興奮して動き回る ・支離滅裂な行動をとる ・攻撃的になる ・異常なほどの覚醒がある	・物静か ・内向的 ・眠気が強い ・ぼんやりしている

末期がん患者さんのそのような姿を目にして、「こんな人ではなかったのに……」と驚かれ、落胆するご家族が多く見られます。あるいは、ご家族がせん妄と気づかず、訳の分からない事ばかり言う患者さんを叱責する場合もあります。

せん妄患者さんの治療には、ご家族の協力がとても大切です。そのため、患者さんのご家族に対しては、せん妄状態が意識レベルの低下した状態に加えて、さまざまな精神症状を示しているものであることを詳しく説明します。そのうえで、ご家族の協力が治療に不可欠であることを伝えるようにしています。

患者さんのつじつまの合わない言動の細かい部分を指摘したり、叱責して間違いを正さないこと。また、ゆっくりと簡潔に話しかけること。患者さんにとって慣れ親しんだものを、家から持ってきてもらうことが効果的だとお伝えするようにしています。

面会については、患者さん本人の混乱を避けるために、最小限の人数にするようにお願いしています。

CASE 9

子宮頸がんの患者さんと、せん妄の症状

Sさん（70代 女性）

- 子宮頸がん。
- 骨盤内に転移。下腹部痛を起こし、モルヒネ20mgを投与。
- 薬剤投与量の増加後、せん妄症状が出始める。

子宮頸がんで入院されたSさんは、骨盤内転移による下腹部痛のため、モルヒネ20mgの投与を開始しました。それでも激しい痛みが治まらず、モルヒネを60mgまで増量。その2日後からつじつまの合わない言動が目立ちはじめました。夜間は眠らず、ベッドに立ち上がろうとしたり、大声でわめきだしたため、精神科へ依頼が来たのです。

問診を行うと、表情はぼんやりとしており、自分がどこにいるのか、今が何月かも言えない状態で、場所や時間、周囲の人の状況がわからない失見当識《しっけんとうしき》が著しいことから、せん妄と診断されました。血液、生化学検査では異常はなかったため、せん妄症状の発症とモルヒネの投与開始を見比べてみました。すると、時間的な関係が判明したため、モルヒネを減量し、合成麻薬であるフェンタニルに変更すると、せん妄症状は消失しました。

Sさんのせん妄は、モルヒネの投与による、モルヒネ不耐性と診断されたのです。

終末期のせん妄患者さんの場合、薬剤によるものと高カルシウム血症が原因で起こるせん妄は回復する傾向が高いのですが、肝不全、脱水、低酸素、小さな血栓が全身にできるDIC（播種性血管内擬固症候群）に起因するせん妄は、回復率が低いという研究報告が上がっています。

がんが進行して全身の状態がよくないとき、いろいろな治療を施しても、もとに戻らない場合があります。がんは進行性の病気なので、病状が進んでしまうといくつもの異常が生じ、そのひとつひとつが医学的処置に反応しなくなるのです。このような状況があらわれたら、人生の終焉に近づいたサインともとれるでしょう。

せん妄患者さんは、入院期間の長期化や肺炎、褥瘡の発生率が高くなる、死亡率が高くなるなど、数々の合併症を引き起こしやすいものです。終末期の患者さんでせん妄が出現した場合は、全身状態、合併症、予後などを慎重に検討し、治療を進めていきます。せん妄の症状には、1カ月以上も続く場合がありますが、適切な治療が施された場合は、数日から数週間、平均して10～12日で症状が消失することが多く見られています。

COLUMN 4

似ているようでまったく異なる「せん妄」と「認知症」

機嫌よく普通に話をしていた人が、突然怒りだしたり、騒いだり、暴れたりといった問題行動を起こすと、家族としては驚き、ショックを感じるでしょう。

あまりに異常な事態が起こると、「認知症」と混同して不安になるかと思いますが、「せん妄」と「認知症」はまったく異なる病態です。「認知症」は慢性の脳障害、「せん妄」は急性の脳障害です。「認知症」であれば、以前から続いている記憶障害や行動面での異常があるはずですが、「せん妄」の場合は、突然発症して突発的な行動を起こします。

したがって、患者さんの様子が急に変わったときは、日常的な話を続けてみてください。話がそれたり、つじつまが合わない話をすれば、「せん妄」が疑われます。

がん患者さんのせん妄を起こす原因

薬剤性（睡眠薬、オピオイド）、 高カルシウム血症、低ナトリウム血症、腎不全、肝不全、感染症、脳転移、がん性髄膜炎など。

せん妄になりやすい因子

高齢、せん妄の既往、脳血管障害の既往、アルコール依存の既往など。

第5章

精神腫瘍科で行われている心のケアとは

「心のケア」とは、具体的に
どのようなものなのか？
がんの医療現場で行われている
心の治療を紹介します。

16

がん患者の心に向き合う精神腫瘍科の診察室

外来での初診と再診

精神腫瘍科の初診は1時間かけて、患者さんからじっくり話を聴きます。心の悩みや苦しみなどがどこから生じているのか、ひとつひとつ伺って、患者さんの不安材料を定めていきます。「急がば回れ」というよい言葉がありますが、患者さんとは落ち着いてゆっくりと話をすることが、解決への近道になります。患者さんの不安や悩みの背後にはどんなストレスがあるのか、という点についてもくわしくお聴きしています。

患者さんを苦しめている要因が明らかになり治療の方針が定まれば、再診時は通常の診察時間と変わりません。10分前後の診察で患者さんの経過を診て、今後の治療法を説明します。

主治医にすすめられても「自分は問題がない」と思っている方は初診だけで終わり、その後の診察を受けない人がいます。薬を飲むのが怖い、治療を受けるのが怖いと治療を拒む患者さんもいます。しかし精神科の治療を受けないでいると、がん治療はもちろん、身体の状態に影響を及ぼす可能性が高くなるため、その場合は再度患者さんの話をじっくり聴き、本人の了承を得て精神的な治療に向かいます。

患者さんとは友だちのような関係

「世間話のように、どんなことでも話してください」

外来を訪れた方には、気持ちを楽にしてなんでも話してくださいと伝えています。精神科の医師との面談というと、「なんだかテストされているようで……」と尻込みされる方もいますが、そんな〝恐ろしい〟ところではありません。くつろいだ雰囲気で自由に話し合えるようにしています。

私の勤務先、埼玉医科大学国際医療センターがある埼玉県日高市は、〝狭山茶の産地〟として有名で、農家や家庭菜園を行っている患者さんが多く見られます。野菜づくりや農作業の悩み、自慢話になることも多いのですが、そんな〝日常の会話〟をとても大切にしています。

先日の診察では、「紅茶の作り方」を伝授されました。患者さんが、「紅茶は家庭でも簡単に作れますよ」と教えてくれたので、ついつい話し込んでしまいました。それで問診の方は……というと、「最近どうですか？」「はい。まあまあです」の二言、三言、話したくらいで、どちらが先生なのか……。私への紅茶指導を終えた患者さんは「じゃあ、またね」と、にこにこ顔で帰られました。これではただの茶飲み友だちではないのか？　と思われるでしょう。でも、これでいいのです。

そんな調子ですので、「外来に来るのが楽しみ」という人が少なくありません。初めはみなさん遠慮がちに話しますが、何度か診察を重ねるうちに、ほとんどの人が病気とは関係のなさそうな悩みや楽しい出来事をいろいろ話してくれるようになります。この、ゆとりのある気持ちが、がんとの共生を安定させます。

「医師と患者さんがしっかりコミュニケーションをとる」という何気ないことが、治療の上で大きな意味を持つようになるのです。

精神腫瘍科の診察の流れ

❶がん治療において、治療継続が困難な問題が生じる

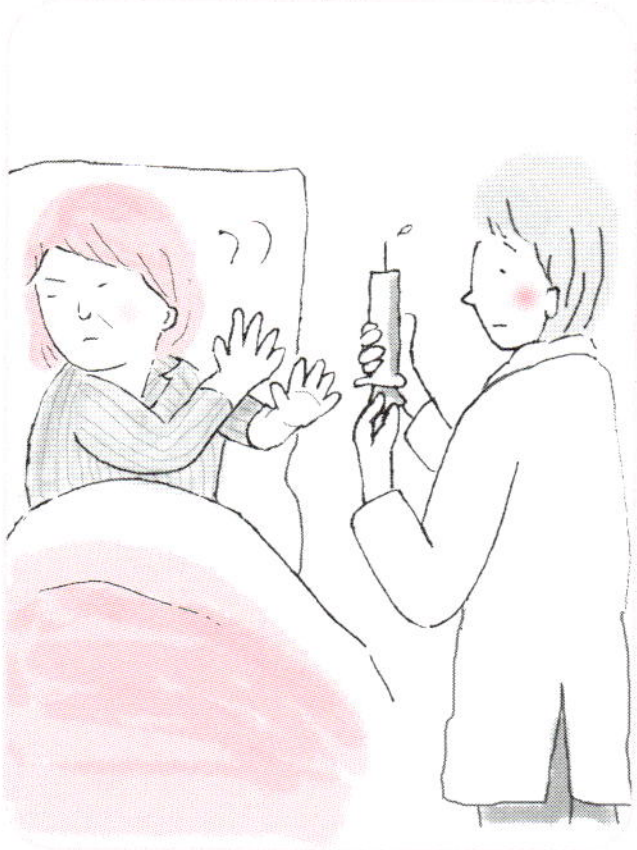

❷医師が患者さんの状況を、精神腫瘍科医に相談

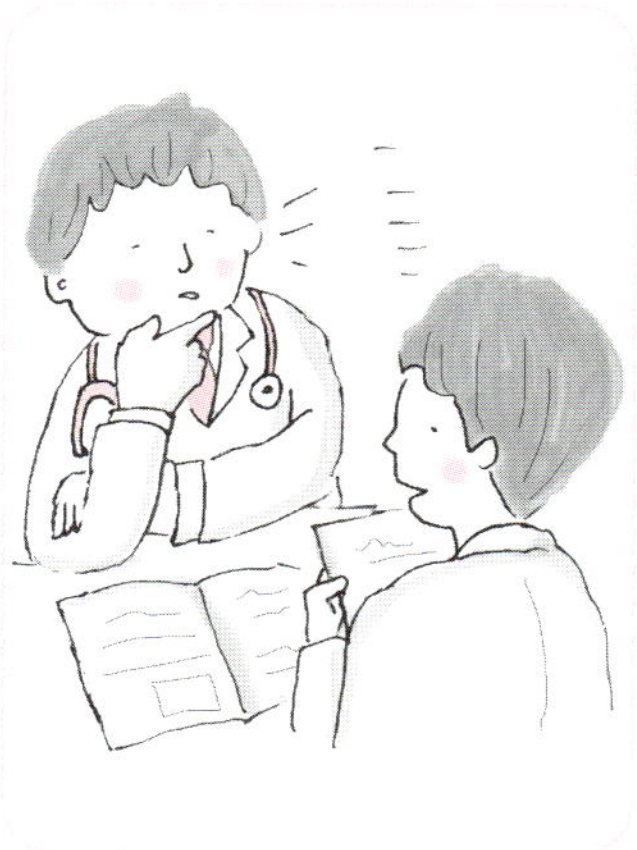

❸精神腫瘍科医が患者さんの状況を分析し、対策を考える

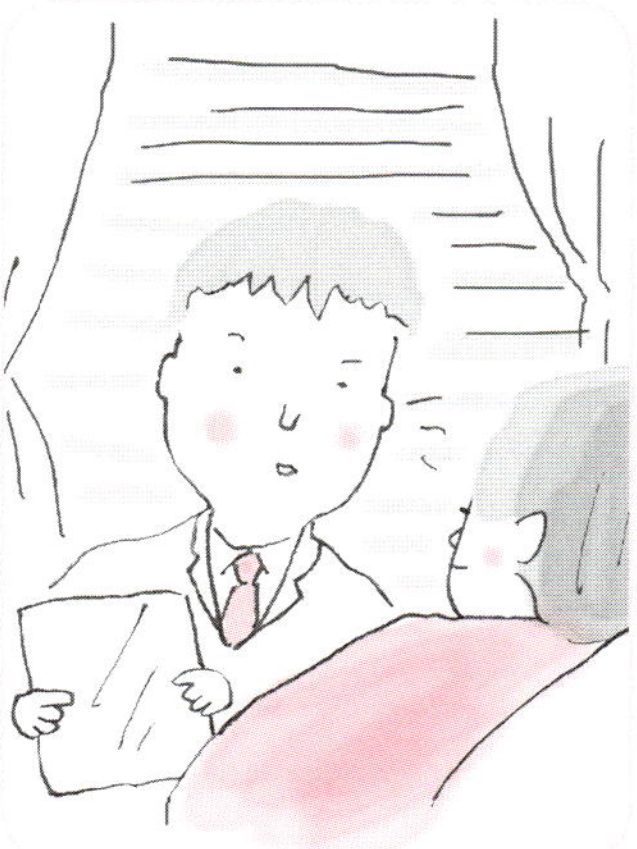

❹患者さんの心の問題等を解決して、がん治療を継続

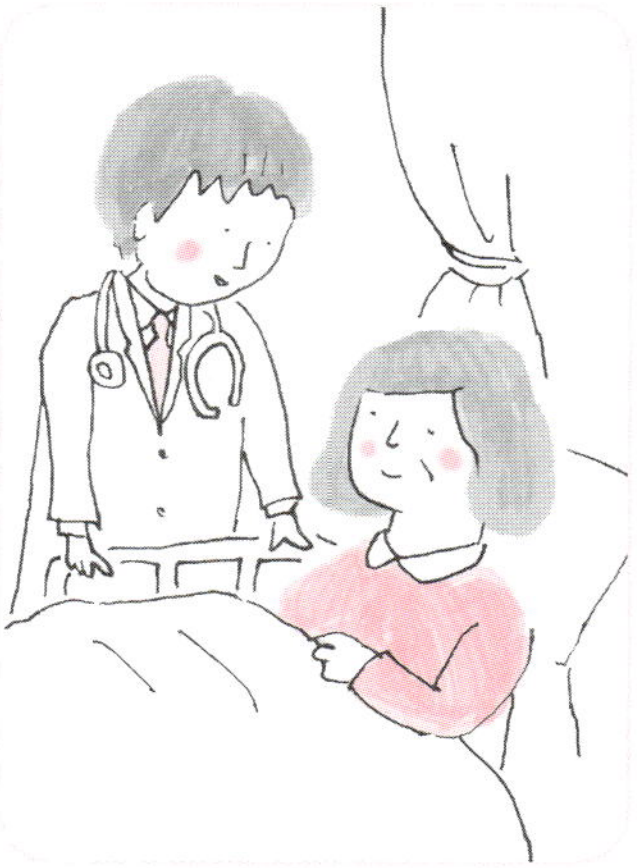

17

心の問題は、本当にがんに影響を与えるのだろうか

がん患者さんが直面する心の問題

がん治療の多様な進歩によって、入院せずに通院で薬物・放射線治療が受けられるようになりましたが、一方で長期闘病者が増え、心の負担や過度の落ち込みを抱えながら日々の生活を送っている患者さんも大勢いらっしゃいます。

ひと言で〝がん〟といっても約200種類もあり、局所的なもの、全身的なものなどさまざまあります。局所的にできるがんは、がん細胞を外科手術や放射線療法などにより除去することで完治の見込みが高いのですが、全身型のがんは容易ではありません。早期発見できたとしても、発見された時点で体のどこかに見えないがん細胞（微小転移）が潜んでいる可能性もあります。全身型とは進行がんのことです。術後の再発や臓器転移となって病状を悪化させますが、その展開や予測をつけることはできません。再発や転移後

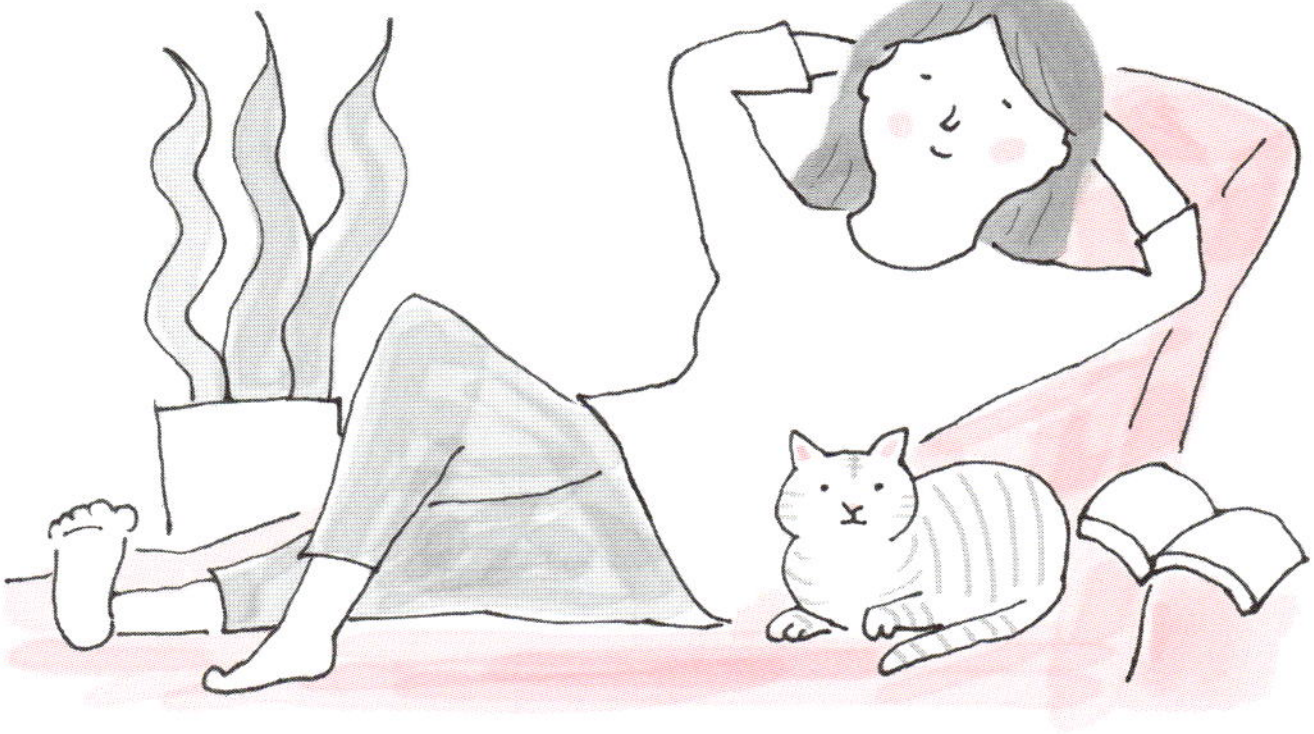

にその状態を確認し、対処するしかないのです。

現在のところ、先進的な検査で極度に微小ながんを発見したとしても治療としては手の打ちようがなく、症状があらわれてから対処するしかありません。

その見えない不確かな進行を阻止するために、抗がん剤やホルモン療法などの全身治療が行われます。その治療には、一定の効果が期待できるでしょう。しかし、患者さんからすると、「いつ再発・転移するのかという不安、転移したときの恐怖」がつきまといます。

そうした心の問題をいかに乗り越えるか、心が落ち込んでいる中でいかに適切な治療を続けられるか。再発や転移をしたときの心の動揺にどう対処するか。さらには、病気の進行を避けられない場合には、緩和ケアや末期の対応をどう進めていくか。がん患者さんは、さまざまな問題にぶつかっているのです。

がん患者さんの悩みは病気のことだけではない

精神腫瘍科に相談に来られる患者さんと最初のうちは医学的な話をしますが、その話題はだんだんと少なくなってきます。患者さんには、落ち込みやうつ症状を相談できたということだけでも、だいぶ心が軽くなり、安心してもらえるようです。それでも患者さんの悩みが消えることはありません。がん患者さんは、病気のこと以外にも落ち込みの原因を抱えていることが多いのです。

「日常生活の悩みまで、相談してもよいのですか?」とよく質問されますが、むしろ、それを必ずお聴きしています。そちらのほうが大事といってもよいくらいです。がんにかかるだけでもつらいのに、さらに家庭環境が厳しいというケースも少なくありません。がん患者さんは、保護され労われるべき対象であるはずですが、実際にはそうでないことも多いのです。

たとえば、病気の治療で身体はつらく悩んでいるのに、家族はまったく顧みてくれない。夫がパチンコに通い詰めている。仕事でトラブルがあった……など、がんの症状以外のつらい悩みがたくさんあるのです。

患者さんが、がん以外の問題に気をとられていると、がんの処置が遅れたり、誤った方向に展開する可能性があります。日常生活の中に問題があるときは、患者さんとともに問題を整理し、もつれをほどいて解決へと向かいます。必要があれば、知り合いの弁護士と相談して、患者さんが抱えるトラブルに対応するケースもありました。どんな問題、悩みでも、それを解決しなければ、最終的にがんの問題解決に行きあたらないのです。「日常生活があって、がんがある」わけです。ただ、がんと向き合っていても先へ進めないときがあるのです。

ストレスががんを招くの？

適応障害やうつなど、心の苦しみが深いと、社会的に引きこもってしまったり、日常生活を送ることや人間関係にも大きな影響が出てきます。

精神腫瘍学（サイコオンコロジー）では、心の状態やあり方が病気にどのように影響し、がんをどのように乗り越えれば長生きをもたらすのか、人生の意味や誇り、尊厳、希望、生きがいを取り戻せるのか、といった臨床研究に取り組んでいます。

そこでわかったことは、がんと共に生きるには毎日の生活を豊かなものにし、前向きに生きていくことがとても大切だということです。今までの研究では「ストレスによってがんになるか」「心の落ち込みはがんの経過・進行に影響するか」といった、心と病気の関係は医学的に明らかにされてはいません。

しかし、私はがん医療の現場で多くの患者さんを診てきて、やわらいだ希望のある生活が治療にも予後にもよい結果が得られるということを、強く実感しています。患者さんがどんなことに悩んでいるのか、何ができるか、何をしたいのかを共に考え、整理して、その人が本来持っている心の落ち着きを取り戻してもらうことが、私たちの役割です。落ち込みから立ち直るエネルギーとその方向性は、患者さん自身が握っています。いかに自分らしく、日常生活と病気に向き合うかにかかっているのです。

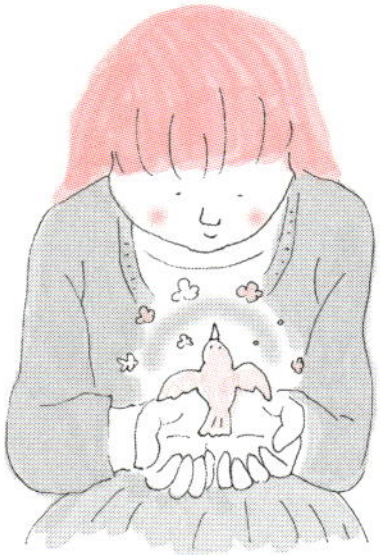

18

希望の光を探りあてるためにできること

がん患者さんの喪失体験

患者さんたちは、さまざまな「喪失体験」を持ちます。がんを取り去る際、身体の一部を失わなければならないからです。

乳がんの患者さんでは、乳房温存が約6割を占めています。温存が無理な場合でも胸の筋肉を残す胸筋温存乳房切除術が標準治療となっていますが、しこりの状態によっては、両側の乳房を切除する場合があります。また、腋の下のリンパ節を切除した場合は、リンパ浮腫を生じ、手足のむくみに悩まされ、日常生活に障害をきたすことがあります。

子宮がん、卵巣がんなどでは、子宮や卵巣を切除する場合があります。若い女性では妊娠ができなくなり、傷ついた患者さんもいました。子宮の喪失では、ホルモンバランスに変化を起こし、更年期障害に悩まされる人もいます。

脳腫瘍や脳への転移により、脳の一部を切除することもあります。脳の一部を失うことで手足や身体が動かしにくくなったり、ふらついたり、性格が変化してしまうこともあります。悩むことすらままならない状態になることもあるのです。身体の喪失によって健康を失い、未来の時間を失い、趣味や生きがい、仕事や人間関係まで失って、心の喪失感に襲われます。

このような「喪失体験」は「死への恐れ」とつながることで、悩みが悩みを呼ぶ「悪循環」を生んでしまいます。実際に、がんを体験しなければわからない悩み、苦しみはたくさんあります。

「語る」と「聴く」に働く大きな力

「話しただけで楽になりました」という患者さんがいました。患者さんが「喪失体験」や自分の家族や仕事、悩みなどさまざまなことを「語る」とき、そこには大きな力が秘められています。患者さんをじわじわと苦しめていた悩みは、自ら「語る」ことによって整理

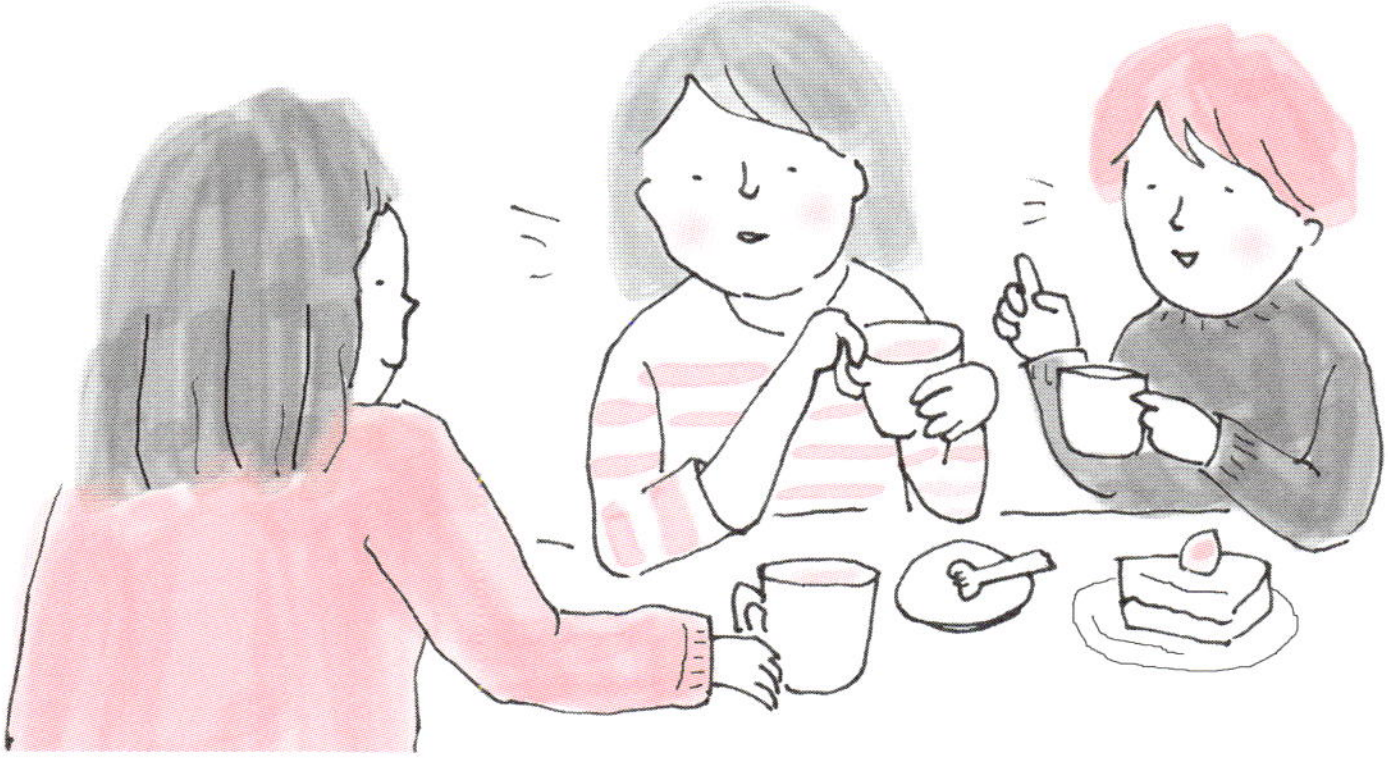

され、対象化されて、真正面から問題解決へと向き合う第一歩になるからです。こちらから何もアドバイスをしなかったとしても、話をただ真摯に「聴く」だけで、患者さんの胸の苦しみがほぐれて解消されることがあります。「語る」こと、「聴く」ことには、原始の活動があり、患者さんが「喪失体験」に立ち向かう力の根源が宿されているといってもよいでしょう。

体に自然治癒力があるように、心にも自ら傷を癒す治癒能力が備わっています。「語る」こと、「聴く」ことには回復へ向かう扉を開く力があるのです。もちろん、私も患者さんの心や身体の状態を診ながら、一緒に解決法を探ります。そうするうちに、もう一度、生きる意欲が湧いてくるのです。それは人が持つ自己への信頼感によるものであり、原始の生命力が満ち溢れているからです。

支持的精神療法から薬物療法へ

抱えている問題が意識化され、明らかになっても、まだ立ち直りの兆しが見えないときはどうしたらよいのでしょう。

患者さんが壁にぶつかって止まっている場合は、問題の解決に耐えられるかどうかを見守りながら、いくつかの提案をさせてもらいます。患者さんが持つ自ら立ち直る力を信じて、共同で作業を進めていきます。この方法は「支持的精神療法」といいます。

適応障害やうつ病など、薬物治療を必要とするような症状があるときは、病態を説明し、薬物の投与を速やかに開始します。治療期間は解決への道が早い人もいれば、何年もかかる人もいます。順調に回復しても、再発や転移によって精神状態が戻ってしまうこともあります。あせらず、急がず、時間をかけて悲しみの場を共有しながら、話を聴きます。それを繰り返すことで、患者さんは少しずつ病気を受け入れていくことができます。打ちひしがれていた患者さんの胸に薄明かりが広がり、やがてさしてくる希望の光が、確かなものとなって見えてくるのです。

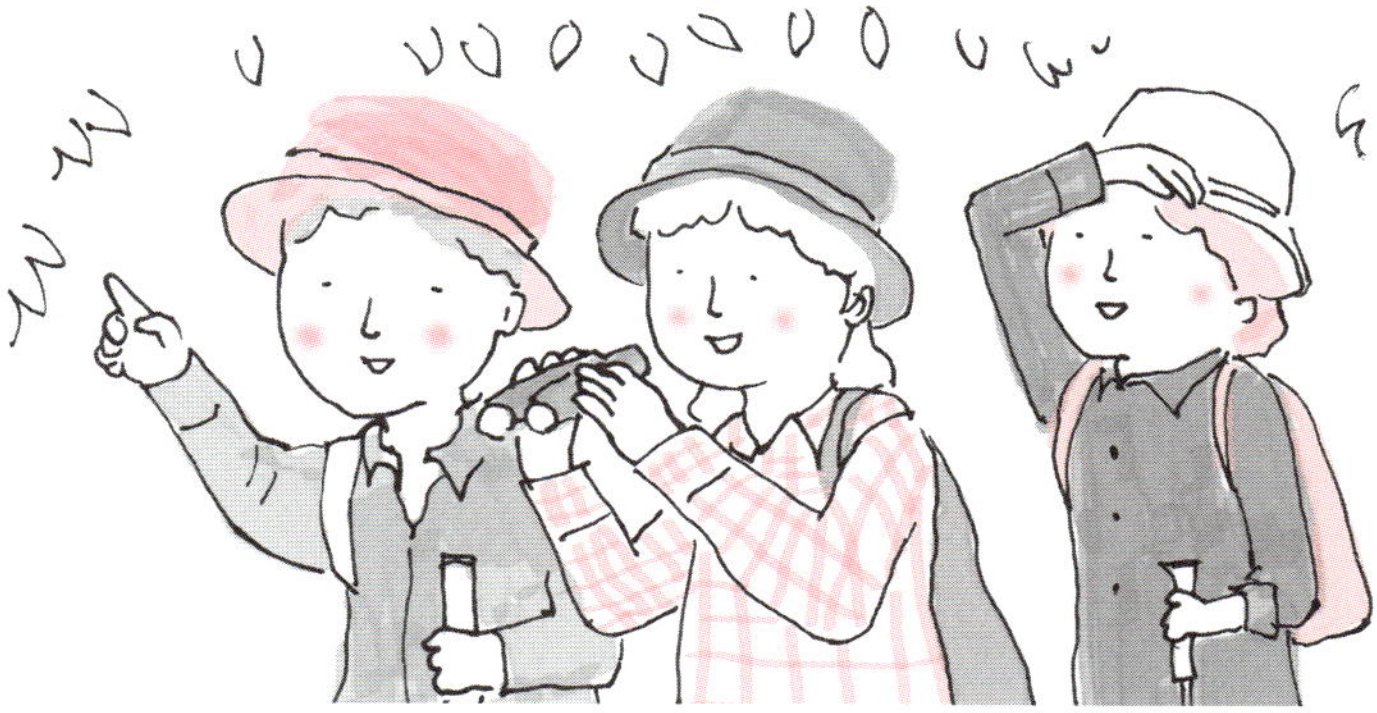

転移を恐れず、充実した生活を

がん患者さんの不安や焦燥感は、手術や化学療法など、治療後に始まります。医療的な処置が終わり、患者さんは再発や転移に対する不安の中で生活を送るようになるのです。

現段階では、残念ながら再発や転移を防ぐ〝特効薬〟はありません。だからこそ、これからの時間をどのように使うか、日常生活をどのように過ごすかを考えなくてはなりません。がんの場合は、先のことは考えず、転移をしたらそのときはそのときだ、くらいに考えて、毎日の生活を充実させた方がよいと私は思います。

がんになったからといって、日常生活の禁止事項は何もありません。登山やスポーツに挑戦したり、仕事やサークル活動に生きがいを見出す人がいます。積極的に日常生活を楽しんでいる人も少なくありません。すべての患者さんたちに、日常をすこやかに過ごしてもらいたいと願うばかりです。

19

「希望の光」を灯し続けるためにできること

検査結果を待つ患者さんの心

肺がんで2年ほど通院している患者さんが、いつもより元気がない様子だったので尋ねてみると、「胸部ＣＴスキャンの結果をこれから聞きに行くので不安」だと言います。

ふさぎ込んでいる患者さんに「そうですね、検査結果を聞くときは心配ですよね。不安に思うのは当然のことですから、仕方ないですね」と共感し、しばらく日常的な会話を交わしました。すると患者さんは落ち着きを取り戻し、「では行ってきます」と、検査結果を聞きに出かけていきました。

検査結果を聞きに行く患者さんのストレスは非常に強く、多くの人たちが「不安・抑うつ」症状をあらわします。不安やストレスから周囲にあたり散らしてしまう患者さんもいました。

私は気になって、電子カルテでCTスキャンの結果を見てみると、肺門リンパ節が腫大し、がんが再発していました。苦しい治療を続けて、ここまで頑張ってきたのに……。私は、なんともやるせない気持ちになりました。おそらく、病状の説明を受けたあとで、あの患者さんは胸を締め付けられながら、身をひきずって家路をたどることになるだろう、しばらく何も喉を通らず、眠れない日が続くのだろう――本人とご家族の悲しみを思うと、次回の診察で医師としてどう声をかければよいのか、自分に何ができるのか考えてしまいました。

その患者さんは苦労の多い人生だったそうで、いつも人生は自分の期待に反して、思わぬ方向へ進んでいったのだそうです。しかし、どんなときでも希望を捨てず、苦労にも耐え、やっと人生が落ち着いた……。そんな矢先の告知でした。手術後の化学療法では、副作用が強く大変苦しい思いをしたそうです。それでも、自分の病気と運命に愚痴ひとつこぼさず、将来の希望について前向きに考えてきた人でした。

患者さんに「希望」を感じてもらうための支援を継続するために、こちらも対策を練らねばなりません。

「生の希望」を絶やさないで

その日はもう1人、病気が進行している患者さんが訪れました。肺がんの再発で治療を続けている女性です。部屋に入るなり、泣きだしてしまいました。快活で明るい女性なので、どうしたのかと尋ねると、もう抗がん剤を使い切ってしまい、次の抗がん剤治療はできないということ、腫瘍マーカーの上昇があり、病巣が増大し、新たな転移も見つかったというのです。

彼女は、手術、放射線、あらゆる化学療法、分子標的治療薬にトライしたがんばりやさんです。度重なる再発、病状の進行にもくじけず、闘病してきたのです。日常生活も充実し、アクティブに生活してきました。

患者さんはひとしきり泣いてしまうと、気を取り直して、「希望を失ってはいけないわね」とひと言。涙をぬぐうと診察室を後にしました。立派な人だと頭が下がりました。

がんの再発という重荷を抱えながら、なお希望を持って生きていこうと立ち上がる患者さんたちは、ときおり素晴らしい生命力をみなぎらせることがあります。人間が持つ希望というものについて、医師である私たちの方が、叱咤激励されるような強い感動を覚えることがあります。

この患者さんたちの今後は、さらに大きな困難が待っていて、つらい不幸に襲われることでしょう。身体的には下り坂で、がんによる痛みや倦怠感、呼吸困難がでるかもしれません。精神的にもつらく、家族や友人との別れを考えると心残りでしょう。しかし、絶望からは何も生まれません。患者さんたちは、生きる姿勢を整えて「希望」を持ち、歩き続けようとしています。どうかこの「希望」が少しでも長く続いてくれますように、医師として祈らずにいられません。

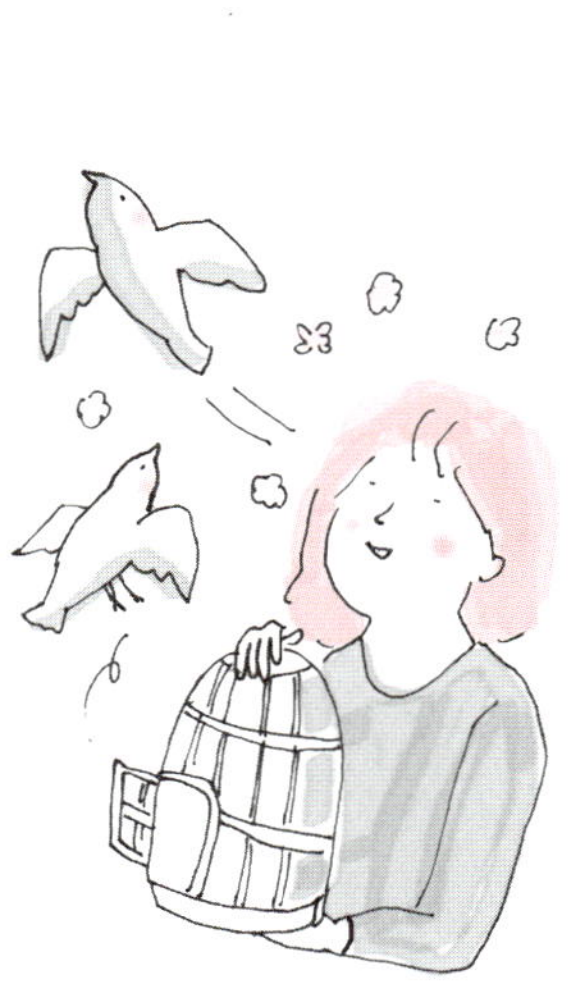

20

大きく改善された化学療法の精神症状への影響と対処

化学療法の副作用には個人差がある

外来にはさまざまな疾患の患者さんが訪れ、年齢も病歴もさまざまです。その中でも多いのが、精神症状を抱えた乳がんの患者さんと、化学療法を受けている患者さんです。もともと精神腫瘍科の医師は、化学療法科の医師と回診を一緒に行う近い関係にあります。緩和ケアはまさにその連携そのものです。

精神状態は化学療法に影響が出やすく、重い落ち込みによって抗がん剤治療を続けられないという場合があります。治療に支障がでるので、その際は、精神腫瘍科の判断・治療が必要とされます。

抗がん剤は活発に増殖する細胞を死滅させるため、がん細胞も正常細胞も同じようにダメージを受けます。正常細胞はがん細胞より回復が早いので、間隔をあけて抗がん剤を投与し、がん細胞を攻撃していきます。その際、正常細胞の受けるダメージが副作用となってあらわれるのです。副作用としては、悪心《おしん》（嘔吐の前のむかつき）や嘔吐、手足のしびれ、むくみ、脱毛などがありますが、薬剤が改良され、副作用がだいぶ抑えられるようになりました。しかし、副作用のあらわれ方は個人差が大きく、さほど苦に感じない人もいれば、重度の副作用に陥り、治療の継続が困難になる人もいます。

抗がん剤の毒性は、数日で肝臓や腎臓で分解され、便や尿中に入り、排泄されて身体から排出されます。副作用は治療が終われば回復しますから、副作用に苦しんでいる人で、さまざまな精神症状があらわれている場合には、精神症状を治療し、抗がん剤の目的と効果を理解してもらい、適切な治療を継続できるようにしています。

化学療法を受ける際の精神症状

抗がん剤の治療には、手術のあとの「術後補助化学療法」と、手術ができない場合の生存期間の延長や生活の質の向上を目的としたものがあります。「術後補助」とは、手術で取りきれない微量のがん細胞を薬物で死滅させることで、再発や転移を防ぐ狙いから、手術の経過を補完する意味です。しかし、近年では全身治療としての抗がん剤の働きが高く評価され、「補助」というより術後の再発や転移を防止する大きな役割を担っています。また、乳がんでは手術前に化学療法を受けて、腫瘍を小さくしてから手術で切除する方法も広がっています。

女性のがん患者さんが、乳がん、子宮がん、卵巣がんなどで、化学療法を受ける場合は、さまざまな不安や恐れなどがつきまといます。がんという病気の不確実性、複雑な治療方針、薬物による副作用の恐れなどが、患者さんを不安にさせます。そのため、正確な化学療法に関する情報提供やサポートが欠かせません。治療への不安が強く、医療的説明が受け入れられない場合でも、患者さんには繰り返し、化学療法の適正な役割と効果について説明します。

化学療法を受けている間にあらわれる全身の倦怠感、吐き気や嘔吐、脱毛などの副作用、原疾患による疼痛、以前からある不安、抑うつは、精神症状を引き起こす原因になります。薬剤が誘発する不安も心理面に影響しますが、薬剤性意識障害の初期症状は不安や抑うつと類似しているため注意が必要です。

化学療法終了後のサポート

化学療法が終了すると、患者さんはひとまず安心といったところかと思いますが、体力低下や嘔吐、手足のしびれなど、つらい身体的症状が続くことがあります。退院したあとは、医療者との定期連絡を取らなかったり、頼りにしていた医療関係者との密接な関係が崩れたりしやすい時期でもあります。

さらに、化学療法終了と同時に、がん患者さんは、がんの再発や転移、合併症のリスクなど新たな恐れや不安を抱え始めます。また、がん患者さんは患者さん同士の絆が強く、同じ病気で治療を受けている患者の死を知らされ、不安や悲しみが強まり、精神症状を呈することもあります。

患者さんの不安を軽減するためにも、化学療法が終了したあとも精神的サポートを継続し、情報提供をすることが望ましいでしょう。次に、臨床的に頻度の多い、適応障害、うつ病、予期性嘔吐症などの患者さんが化学療法を受けた際の精神状態についてふれていきます。

CASE 10

すい臓がん患者さんが化学療法を受けた際の精神症状

Eさん（60代 女性）

● 主訴：不安、不眠。

● 現病歴：すいがんの疑いがあり、当施設に入院。精査の結果、すい臓がん、多発肝転移との診断。手術の適応はなく、化学療法の適応との説明を受けた。告知後から不眠、不安感、動悸などの症状があらわれ、精神腫瘍科を受診。

すい臓がんであるうえに、多発肝転移が認められたと告知を受けたEさんから、「この先のことが不安で眠れない、動悸が続いて苦しい」などの訴えがありました。その後、日常生活に支障がみられたことから、適応障害と診断されました。

患者さんの話では、がんを2回も経験し、今まては手術のみで治し、化学療法を行うのは今回が

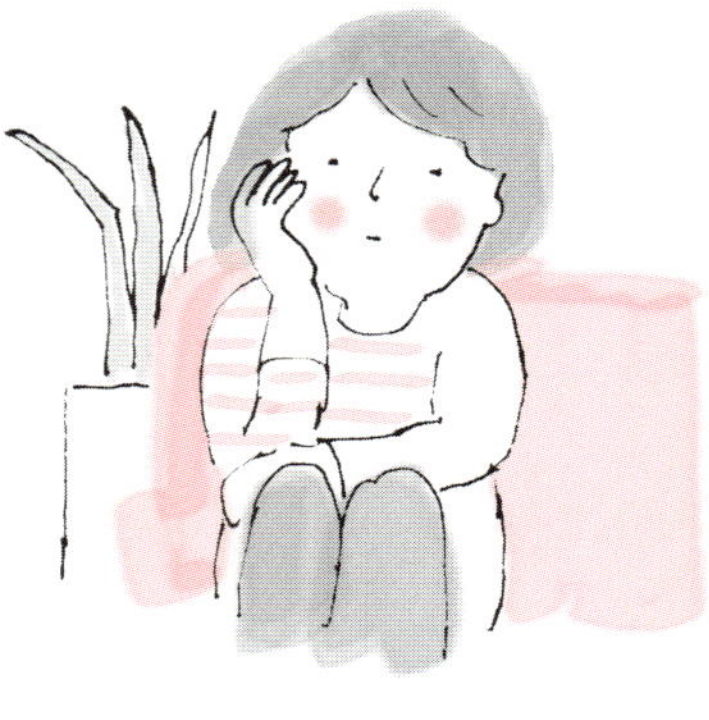

初めて。つらい副作用に耐えられず、治療が続けられなかったらどうしようといった不安があるということでした。

患者さんに対しては、治療の進歩により副作用で治療を中止することは稀なことであること、つらい場合はきちんと対処法があるということを説明し、少量の抗不安薬を投与しました。

翌日より化学療法が始まりましたが、患者さんは「話を聞いてよかった、安心して治療を受けることができました」と言い、不安はやわらぎ、動悸を起こすこともなく、無事に治療を終えることができました。

この場合は度重なるがん発症のストレス、はじめての化学療法とその副作用に関する不安が重なり、適応障害レベルの不安や抑うつがあらわれました。心理的介入や一緒に解決策を考える支持的精神療法により、不安と抑うつは改善し、化学療法を行うことができたのです。

がん患者さんの適応障害は診断や告知、再発などの筋目で起こることが多く見られます。この告知や治療など一連の流れがストレスの要因であることから、症状が持続することがあります。

CASE 11

乳がん患者さんが化学療法を受けた際の精神症状

Sさん（40代 女性）

● 現病歴：乳がんにて乳房切除術と化学療法を行う。初回の化学療法で、悪心、嘔吐が顕著に。以後病院へ行く前日より吐き気があらわれ、病院でも吐き気がおさまらない症状が続いて、精神腫瘍科を併診。

乳がん患者のSさんは吐き気が続き、精神腫瘍科を受診されました。

Sさんの吐き気は薬物による副作用とは異なって見えました。化学療法を行ったときだけでなく、病院や治療に関連した事柄を見たり、思いだすだけでも誘発されていたのです。吐き気は決まった状況により誘発されるため「予期性嘔吐症」

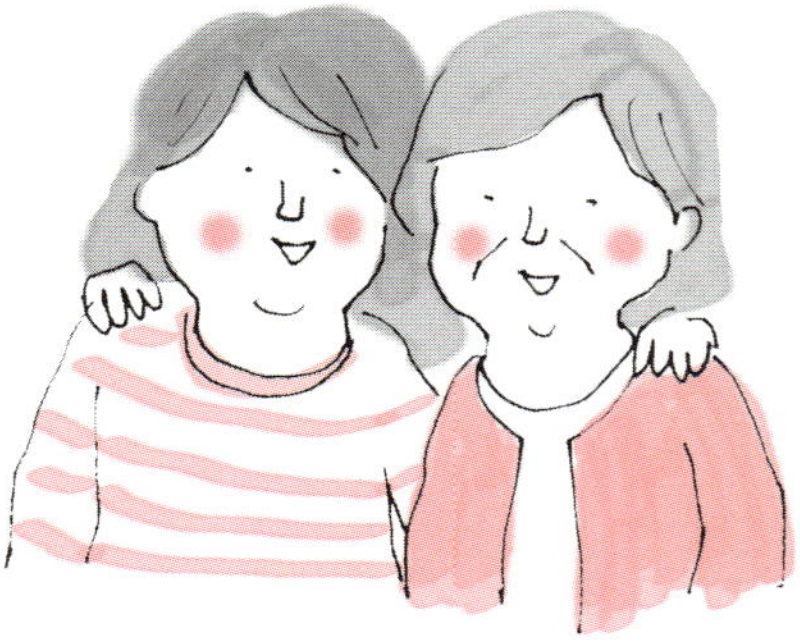

と診断されました。

化学療法を受けた患者の25～50％に生じる症状と言われ、治療時の副作用により吐き気を経験した人に起こりやすく、「また吐いてしまうかも、苦しい思いをするかも」と想像するだけで吐き気を感じてしまい、実際に吐いてしまう人もいます。とくに初回治療で悪心や嘔吐が強い場合や、治療の後半で生じやすい傾向があります。

また、悪心は病院や化学療法に関連した臭気（食事、アルコール綿）、視覚（点滴ボトル、病院）などによっても誘発されます。

不安が引き金になるため、Sさんにはまず抗不安薬を投与しました。しかし、改善がみられなかったため、イメージによって精神を落ち着かせて苦痛をやわらげる「イメージ療法」や、呼吸法を用いて筋肉の緊張と弛緩を繰り返し、リラックス効果を得る「リラクゼーション療法」を行ったところ症状が消失しました。

治療としては、こういった薬物療法やリラクゼーション療法、筋肉を緩める脱感作療法などが有効です。未治療でいるとつらい吐き気が続き、日常生活はもちろん、治療に支障が生じ意欲を喪失させるので、早期診断と治療が必要です。心の専門医に相談してリラックスできる方法を見つけるとよいでしょう。

CASE 12

胃がんの患者さんが化学療法を受けた際の精神症状

Nさん（60代 女性）

●現病歴：検診で胃の異常を指摘され、精査にて胃がん、多発肝転移と診断される。手術適応はなく、TS-1による化学療法が開始となった。気持ちの落ち込みや不安感が出現し、精神科を併診。

気持ちの落ち込みが激しく、主治医の勧めで精神腫瘍科を受診したNさん。胃がんの治療のために化学療法を始めましたが、化学療法の開始と前後して不安症状があらわれ、気持ちの沈みや身体的症状に悩まされました。

初診時のNさんは話す言葉も弱々しく、抑うつ気分、興味や関心の低下が見られ、さらに食欲低

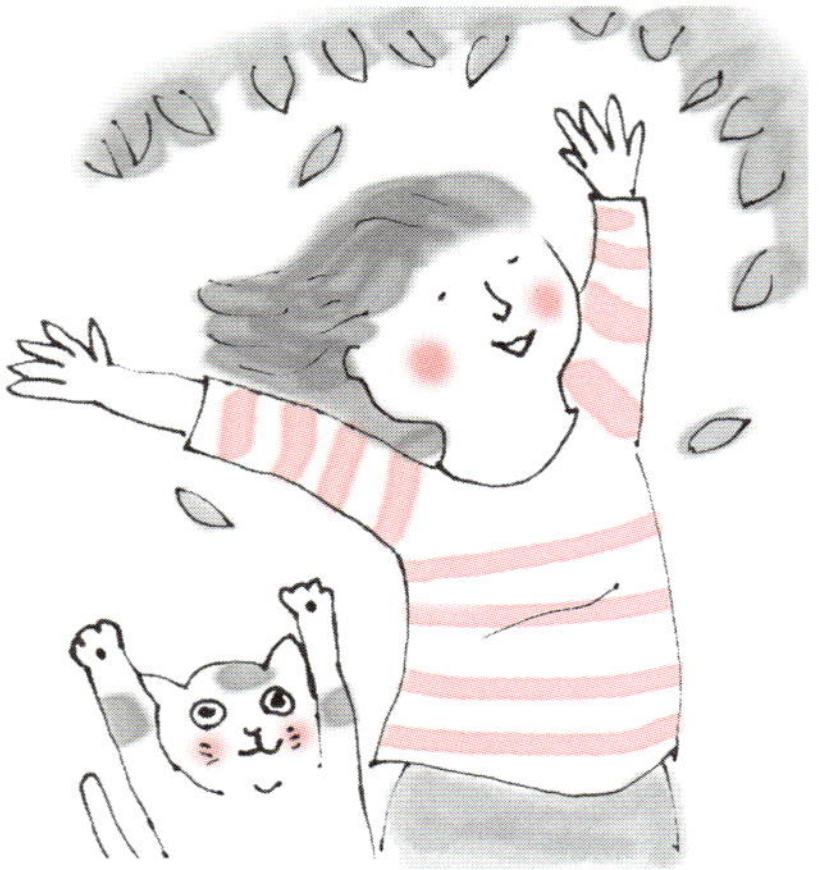

下、不眠、決断困難、疲れやすさといった身体的症状も認められたため、診察の結果、うつと診断されました。

私は、Nさんに診断結果を伝えると同時に、うつ病は適切な治療によって回復するものであること、それには抗うつ薬の服用と十分な休息が必要なことを説明、そして、抗うつ薬として塩酸マプロチリン10mgの投与を開始しました。

回復の兆しが見えてきたのは6週を経過した頃で、Nさんの落ち込みが明らかに少なくなってきました。気分が楽になったという自覚もでてきたようです。7週目には食欲も回復し、9週目に入った頃にはうつ症状はほとんど消失して、前向きな気持ちになってきました。心に余裕も出てきて、子どもたちの将来や自分の人生の生きがいについてまで、考えられるほど回復してきたのです。

がんの告知後にうつ病を発症したNさんでしたが、主治医が素早く抑うつに気づき、精神科の受診を勧めたことで、薬物療法や精神療法および休息をたっぷりとることで、精神症状が改善しした、嬉しい症例です。

21

心の持ち方で変化する痛みと症状

生活の質を低下させる痛みとうつ

精神腫瘍科の外来に診察を受けに来る患者さんの多くは、「何か様子が変」「不安感が強すぎる」などといった主治医の判断によって、紹介されて受診されます。そこで私たちがまず注意することは、「激しい痛みがあるかないか」です。

がんにおいて「痛み」と「うつ」は、相互に関連し、生活の質を低下させます。痛みはそれ自体が大きなストレスになり、「うつ」を誘発します。さらに痛みを放置すれば、「うつ」を悪化させ、生活の質を低下させる悪循環に陥ります。

痛みがあるときは、まずは痛み止めを処方します。実際に不安感が強く、うつ症状に陥っているという患者さんを診察すると、抑うつの原因は「痛み」だったということが少なくありません。そのような患者さんに痛みを取り除く処置をすると、ひどい落ち込みもなくなり、元通りの生活がおくれるようになるのです。

逆に痛みは、精神症状として出ることもあります。

がんによる痛みが肩に出て腕が上がらない、激しい痛みで衰弱しきっているという患者さんが診察に来ました。話しを聴いてみると様子がおかしく、不安症状が強かったのです。そこで抗うつ剤で精神症状を治療したら、肩や腕の激痛が消え、元通りに回復したということがありました。

「痛み」と「うつ」は表裏一体

がんに関係する痛みや苦しみはさまざまで、どのがんの患者さんが、よく精神腫瘍科を訪れるといったことはありません。

乳がんや子宮がんの手術のあとに、リンパ浮腫で手足がむくみ、腫れて苦痛を訴える人がいたり、消化器がんの再発や転移による絶え間のない痛みに襲われている人も、診察に訪れます。痛みのほかにも吐き気や便秘、だるさ、息切れなどに悩まされている人もいます。そんな痛みや苦痛が軽減されると睡眠が改善され、食欲が戻り、落ち着きも出てきて、その人らしさを取り戻します。

毎日の生活が充実すれば、治療に対する前向きな気持ちも生まれてきて、結果、すべてがよい方向へと流れていきます。

痛みに起因するストレスやうつ症状を起こさないためには、早めに痛みを取り除くことが大切です。適切な痛みの治療を受けると、ほとんどの人が精神症状まで改善されます。「痛み」と「うつ」は、コインの表と裏のように一体であるといってもよいでしょう。

早期からの緩和ケア

緩和ケアと聞くとすぐホスピスが思いだされ、ターミナルケアや終末期のがん患者さんを想像する方が多いと思います。しかし実状としては、終末期のみではなく、がんと診断されればだれでも緩和ケア科を受診できます。精神腫瘍科でも、痛みが激しい患者さんは応急処置後、緩和ケア科や腫瘍内科とも連動して対応します。

緩和ケアは「がんといった病気が治せない状況になったときに受けるもの」という定義

があります。終末期ケアと同じ意味がありますが、ＷＨＯ（世界保健機構）は、２００２年に、「生命をおびやかす病気によって起こる問題に対応するもの」と、緩和ケアに対する定義を変更しました。病気で困ったことがあれば、治るか治らないか、治療しているかどうかに関わらず、緩和ケアが受けられるようになったのです。そのため、現在では「ターミナルケア」という言葉も使われなくなりつつあります。

また、２００７年に施行されたがん対策基本法には、痛みの除去を含む緩和ケアを「早期から適切に行うこと」と明記されています。さらに２０１２年の改定では「早期から」が「診断時から」に改められました。がんと診断されたそのときから、がんの治療と並行して痛みの治療を行うように提唱しています。また厚生労働省では、全国のがん診療連携拠点病院で緩和ケア対応医療チームの設置を義務づけました。

これまでは「病気を治す医療」が先行し、がんの治療が効果を上げなくなる末期に痛みの治療を行い、治療による苦しみや痛みは軽視されがちな傾向にありました。今後は、痛みの緩和や精神症状にも適切な対応が見直され、「病んでいる人を治す全人的医療」が平行して進められることになったのです。

がんの痛みはがまんせずに緩和する

世界中で使用されているＷＨＯの「がん疼痛治療法」によって、多くのがん患者さんの痛みが緩和されるようになりました。痛みの緩和の基本は、鎮痛剤を規則正しく服用し、痛みをがまんせず、十分な治療を受けることです。

疼痛治療として薬物を使用する際には、経口薬を第一次選択として、飲み薬を飲むことができない場合には座薬や注射剤を使用します。鎮痛作用が切れる前に定期的に薬を投与しますが、投与の仕方にも基本原則があります。

1　経口投与
2　一定時間ごとに行う投与
3　痛みの強さに対応した段階的に強い鎮痛剤を投与
4　患者個々に対応した量の調整
5　副作用対策

さらに、ＷＨＯのがん疼痛治療法では、鎮痛剤の使用を３つの段階に分けて行っています。痛みが軽い場合には、第１段階の治療として内服から始めます。がんは組織を破壊し、炎症を起こすので、第1段階ではアスピリンやインドメタシンなど炎症を鎮めて痛みをやわらげるＮＳＡＩＤｓ（非ステロイド性抗炎症薬）を用います。ただし、消炎鎮痛剤は胃の粘膜を荒らすことがあるため、胃炎や胃かいようなどのときは、比較的胃にやさしい薬がすすめられます。非ステロイド性抗炎症薬のみで痛みを抑えられないときには、モルヒネやリン酸コデインなどがＮＳＡＩＤｓに追加使用されます。

また、がんが神経を圧迫しておきる神経因性疼痛には、鎮痛補助剤を使用します。鎮痛薬には抗けいれん剤、向精神薬、抗不安薬、筋弛緩薬、抗うつ剤、副腎皮質ホルモンなどがあります。

第1段階の疼痛緩和で効果が得られない場合は、第2段階へ移り、ＮＳＡＩＤｓと併用してリン酸コデインを用います。第2段階でも効果が得られない場合には、第3段階へ進み、モルヒネ等のオピオイド（医療用麻薬）を内服します。モルヒネは経口薬のほかに、病状に応じて座薬や注射薬も用います。モルヒネを使用する際には、便秘と吐き気に注意し、下剤や制吐剤を併用して副作用に対応します。モルヒネの使用には抵抗がある人が多いですが、精神依存がなく、ＷＨＯ方式に従って服用すれば安全に使用することができます。モルヒネは鎮痛効果を得るには必要な量を十分に使用することが大切です。投与量が少ないと、痛みのコントロールが不十分になってしまいます。内服できない場合は、注射薬や座薬に切り替えます。

またモルヒネは、身体を動かしたときの痛みには効きにくいという難点があり、その際は神経ブロックを使用する場合があります。

鎮痛薬は飲むと全身に広がり作用しますが、局所の激痛にはピンポイントで神経伝達を遮断する神経ブロック療法が効果的です。たとえば、婦人科や泌尿器科関連のがんなどによる骨盤内の痛み、直腸がんによる肛門部の激痛、肺がんの転移による肋骨の痛み、あごや舌がんの顔面の痛みなどにはこの治療法が有効です。

有効に使いたいモルヒネの効果

日本人はむかしから我慢を美徳とするところがあり、病気の痛みに対してもそれは言えます。病気の治療を「闘病」という言葉で表し、どこか苦痛との闘いを美化する響きが感じられます。しかし、痛みを我慢することの利点は何ひとつありません。それどころか、身体的にも精神的にも悪いことばかりです。痛みは食欲不振や睡眠不足を引き起こし、それによって体力の消耗、衰弱、免疫力の低下を招きます。身体症状へ悪影響をもたらすだけです。反対に苦痛がやわらぐと、治療に対しても生きることにも消極的だった患者さんが驚くほど本来の自分を取り戻し、積極的になってきます。

痛みを緩和させるには、モルヒネの適切な使用が効果的です。しかし、モルヒネが中毒症状を起こし、廃人にさせるという話が流れ、使用を避けたいと思う方もいます。

WHOのがん疼痛治療法

NSAIDs：非ステロイド性抗炎症薬

第１段階	痛みが軽いとき NSAIDs ＋ー鎮痛補助薬
第２段階	痛みが中くらいのとき NSAIDs ＋コデイン ＋ー鎮痛補助薬
第３段階	痛みが強いとき オピオイド NSAIDs ＋ー鎮痛補助薬

がんの痛みの治療における鎮痛剤服用の基本ルール

❶ 内服を原則とする。

❷ 時間を決めて規則正しく服用する。

❸ WHO３段階方式に従い、薬の効力の順に服用する。

❹ 体調によって服用量を決める。

❺ 鎮痛効果を患者自身が記録する。

❻ 鎮痛剤服用期間中、副作用をチェックして記録する。

乳がん患者でもあった評論家の俵萌子さんが「一部の医療関係者はモルヒネの適切な使用法を理解していない」と訴えていたことがあります。医療者のモルヒネに対する理解が遅れているために、がんの痛みが放置されているとしたら、大変にショックなことです。モルヒネは適切に使用すれば、安全で効果的な素晴らしい薬剤です。苦痛にあえぐ患者さんにモルヒネを投与すると、うそのように痛みが消えていきます。そのうえ、モルヒネは、患者さんの意識を落とさずに痛みだけを取ることができるのです。

「痛み」はその人の生き方によって変わる

がん患者さんの痛みに対して医療現場では、痛みがあらわれるとただちに第1段階の対応が行われます。症状によっては他科と連携して治療を行います。

緩和医療科、精神腫瘍科、看護師を中心に緩和ケアチームを作り、治療を行うこともあります。毎日の回診に加え週に1度、多職種合同カンファレンスを行います。患者さん一人ひとりについて徹底して検討を行い、心身の状態に応じた治療を行うのです。

痛みのケアが重要視されるのは、それが治療の効果に直結しているからです。痛みを取ることで体力や精神力が回復し、日常生活の質が向上します。安心して積極的な治療に臨め、免疫力も上がるでしょう。

反対に、痛みを放置することは病状への不安や治療への不信感を募らせます。より痛みを強く感じさせてしまうことになりかねません。

また、痛みには心のケアも大切です。精神症状を軽視するとストレスは蓄積され、より痛みを強く感じるようになります。たとえば患者さんの生活環境を考えると、独居老人のケースなどは、孤独感が痛みを強める原因の1つになります。つまり、痛みは肉体の障害によってのみ起こるのではなく、その人の生き方や考え方など心のあり方によって、その度合いが変化していくものなのです。

痛みで苦しんでいる患者さんを前に、決して「がんばろうね」などと励まさないでください。痛みを耐えるしかない状態の人に励ましの言葉をかけることは、あまりにも無神経で配慮の足りない関わり方です。医療や介護にたずさわる人は患者さんのおかれた状態や心をくみ取り、「痛いですね」「苦しいですね」などと共感し、患者さんの痛みに寄り添う姿勢を大切にしたいものです。

22

周囲からの言葉かけと有用なサポートとは？

相手の痛みにどう向き合えばいいのか

大切な人や身近な人ががんで苦しんでいるとき、どんな言葉かけができるでしょう。どんなことをすれば、少しでも負担を軽くする役に立てるのでしょう。

私たちにできることは、ただじっくり話を聴くことです。落ち込んでいる相手を前にするとつい励ましたくなるものですが、励ましの言葉は追い詰めることになります。苦しい痛みに耐え頑張っている人に、これ以上何を頑張れと言うのでしょう。根拠のない「大丈夫」の言葉で、相手を失望させてしまうことだってあります。相手を想って言った言葉で、相手を傷つけてしまうことがあるのです。

「もう、だめだ。つらくて耐えられない」。そんなマイナスの言葉に対しても「それじゃだめ」「いけない」と相手を否定したり、「～するべき」と考えを押しつけることもやめましょう。どんな言葉もどんな気持ちも否定せず、ただ「そうだね」「つらいね」と受け止めてください。真摯に相手に向き合い、じっくり話を聴き、一生懸命な姿勢に相手を想うあなたの気持はあらわれます。どんな言葉より、その姿勢が大切なのだと思います。

希望とは与えられた生を生き抜くこと

私自身、自分の死が近づいたとき、どうなるかわかりません。そのショックを少しでもやわらげるために、備えとして「死の受容」も必要なのだと思います。

医師のキューブラー・ロスは「希望」とは、「生きたい、というだけの希望」ではなく、「残りの生を精一杯生きることそのものが希望」と説いています。

一人ひとり、与えられている生を命の限り精一杯生きること。

最後の最後の時までが希望である――。

そこに、がん患者さんと共に歩く私たち精神腫瘍科医の目指すべき方向が示されていると思っています。

大西 秀樹　おおにし ひでき

1986年、横浜市立大学医学部卒業。藤沢病院、横浜市立大学医学部精神科講師、神奈川県立がんセンター精神科部長、埼玉医科大学精神腫瘍科教授を経て、現在、埼玉医科大学精神科教授、埼玉医科大学国際医療センター精神腫瘍科診療部長。がん患者と家族の精神的なケアを専門とする、精神腫瘍医。家族ケアの一環として始めた、遺族の悲しみに耳を傾ける全国初の「遺族外来」が大きな反響を呼ぶ。著書に『家族ががんになりました』（法研）、『遺族外来―大切な人を失っても』（河出書房新社）など多数。

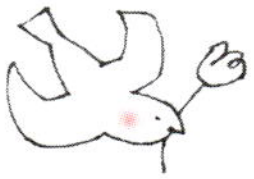

Staff

編集協力　引田光江（グループONES）、内田桃孔

イラスト　高橋ポルチーナ

デザイン　八木孝枝、大島歌織

がん患者さんと家族のための診療室

女性のがん　心のケア

2019年11月30日　初版第1刷発行

筆　者　大西 秀樹

発行者　佐藤 秀

発行所　株式会社 つちや書店

〒100-0014　東京都千代田区永田町2-4-11

電話 03-6205-7865　FAX 03-3593-2088

HP http://tsuchiyashoten.co.jp/

E-mail info@tsuchiyashoten.co.jp

印刷・製本　日経印刷株式会社

落丁・乱丁は当社にてお取り替え致します。

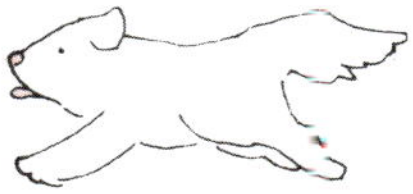